終結胃水腫

少喝水，救健康

「胃のむくみ」をとると健康になる

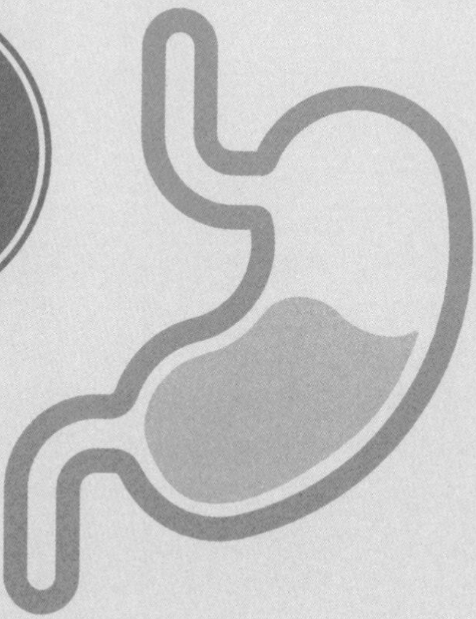

今中健二 著
楊鈺儀 譯

早上起床，

大口——

喝下醒來後的第一杯水。

工作空檔，

拿起保特瓶——

大口大口灌水。

吃東西時，

大口——把食物吞下肚。

「喝水有益健康。」

你是不是受到不知道在哪裡聽過的這句話所督促，

每天無止盡地攝取水分呢？

「每天喝水二公升有益健康。」

這種說法已經過時了，

最近，針對這樣的觀念，陸續有人發表提出反對意見的研究報告以及指出其危險性的意見。

如果「有益健康」的水分，
其實是造成你身體上各種不適的原因，
該怎麼辦？

現在急速增加了大量案例，指出「攝取過多水分」，
會導致身體「某部位」出現異常，
這正是讓人們苦於不適的導火線。
——接下來本書要告訴大家的，
或許是此前，不論在何種電視健康節目或雜誌文章，
甚至連醫師談話，大家都沒聽聞過的內容。
不過，在我專業領域的「中醫學」世界裡，
這是奠基在歷經兩千四百年以上的臨床研究，被視為「常識」的觀念。

「水分攝取過度」時，
是否能了解到引起身體不適的「某部位」是哪裡？
而且該怎麼做，才能保持那個部位的健康，
進而長保不生病的生活，快樂過人生？

接下來我將依序告訴大家具體的做法，
但首先我們先來看看，
我實際遇見過、令我印象深刻的患者們的故事。

前言

「少喝水吧！」
——這項「奇蹟的建議」持續拯救了為身體不適而煩惱的人

我會施行扎根於中國的傳統醫學——中醫療法，每天都有很多苦惱於各式各樣症狀的人前來尋求我的幫助。

話說回來，這些人當中，有的是對不同於西醫的療法感興趣而來訪，也有的是因為已經被一般醫院宣告「我們已經無計可施了」，如同抓住救命稻草般找上了我。

我除了會使用漢方、穴位療法、以手進行施術等基本方式來嘗試改善他們的症狀，同時**會建議大家進行能共通應用在各種病例的「最基本建議」，這也是在許多顯著成果下備受認可的方法**。

這方法就是「**減少喝水**」。

如同字面上的意思，也就是去**控制攝取的水分量，增加排出的水分量，藉此減少滯留在體內「水分」的絕對量**。

最後，會出現什麼樣的變化呢？

根據理論得來的證據，以及此前與我實際相關的案例為例，以下將介紹特別令我印象深刻的三名患者的故事。

◉迅即消除了原因不明的「不舒服感」！

第一位是三十多歲的A小姐，她長年為「慢性疲勞症候群」所苦，持續著不明原因的倦怠感、食欲不振等「無來由的身體不適」狀態。

A小姐有輕微的子宮肌瘤。她說自己容易全身無力，所以我建議她：「首先，減少喝水吧。」

我遇見她的時候，她說：「在雜誌還是哪裡看到多喝水對身體有益……」所以她一直很積極地喝水。

我告訴了她辨別「喝太多」訊號的訣竅，並建議她要控制飲水量。

結果兩個禮拜後，她向我報告：**「身體意外變好了。」**並說：**「一直令我煩惱不已的肩膀僵硬及搭車時的倦怠感也減少了，而且變得很好入睡。」**

她還對我說：「今後也要持續守護自己的健康。」對於宿疾子宮肌瘤也樂觀以對，開始她無憂無慮的生活。

◉「青光眼」的數值轉眼間就改善了！

第二位是四十多歲的B先生，他患有「青光眼」。

B先生在二十五歲過後，因糖尿病的併發症而導致青光眼發病。剛過四十，就歷經兩次的虹膜切開術（雙眼），之後針對左眼又進行了第三次手術。即便如此，由於診治效果不如預期，於是他前來找我商量。

他常去看診的醫師對他說：「就算使用治療眼病的藥物，眼壓也不會下降。」

然而，他在實踐了我給他的建議——減少喝水——之後，原本測得的高數值眼壓

「50～60mmHg」，在短短四天過後，雙眼都降到了「16～17mmHg」，三個月後更降到了「12～14mmHg」的穩定值。

B先生的情況**之所以能改善，是因為他在減少「喝水」量之外，同時也一併減少了食量**。

盡量將飲食中的肉類改成蔬菜類，**謹守「吃八分飽」的原則，自然就能抑制在餐食中「大口喝水」**（會進一步於後文詳細介紹，主要是肉類在體內消化時容易散發熱量，會反射性刺激身體「想喝水」的欲望）的習慣。

在那之後，B先生擺脫了青光眼手術帶來的不安，也體驗到血糖值降低、減重七公斤令人驚喜的變化。

◎從只剩三個月壽命的「癌症」當中奇蹟康復

第三位是六十多歲的C先生，他被診斷出「前列腺癌」。他來我這裡的時候，醫師宣告他「只剩三個月的壽命」。

他在我這裡接受了中醫學的診療法，由於他的症狀看起來並沒有立即的生命危險，所以我告訴他先從「減少喝水」做起。

結果不久之後，他的**體內環境出現了顯著的改善**。

C先生的做法是**「減少喝水量」，並保持每天去健身房跑步，「流五〇〇CC的汗」**。

最後他去常回診的醫院接受血液檢查時，體內的水分含量為標準值，「肌酸酐」的數值從三月的「1.19 mg/dL」降到「1.04 mg/dL」，「尿酸」數值也從二月的「7.2 mg/dL」降到「5.6 mg/dL」，可以看出各種數值都有明顯降低的趨勢。

不論是肌酸酐還是尿酸，都是一種「排泄物」。這些數值降低，就表示「體內的尿液有確實排泄出去＝體內的水分減少了」。

此外，在這段約三個月的期間，他的體脂肪量也從「9.1 kg」（總體重為60.8 kg）減少到「4.0 kg」（總體重為58.0 kg），降至一半以下。

現在，C先生已經超過「剩餘壽命」三個月了，他一邊接受漢方藥的治療，一邊努力運動。他並沒有為什麼特別的症狀所苦，過著和以前一樣健康的人生。

威脅現代人健康的「胃水腫」是什麼？

如同前面介紹到的三人一樣，以「減少水分攝取」為契機，病症奇蹟般地好轉起來、緩解了痛苦症狀或疼痛的病例，我到目前為止已經看過了許多。

為什麼光是「減少水分」身體就會變好呢？

解開這祕密的關鍵，就在於水分攝取過多會導致「胃水腫」。

「『胃水腫』……到底是什麼？」

想必不少人都有這個疑問，我來簡單說明一下。

透過「喝」這個動作從嘴巴進入人體的水分，通過食道後，最先抵達「胃」。

胃這個器官所負責的任務是，盡可能消化人吃下、喝入體內的食物，形成「營養」，分送到需要的各部位，就像「公車總站」一樣。

但是，如果有過量的水分進入胃，胃酸會被稀釋，消化機能也會變得低下，「淹水」狀態的胃便會開始水腫。

此外，因為消化機能低下，吃下去的食物會持續停滯在同一個地方，認真的胃為了「早點消化完畢」，會愈發活躍地分泌胃酸。

本來就已經很脆弱了，還得再勉強努力……結果如何，顯而易見。

胃會超過極限，開始發熱。

身體是很敏感的，察覺到這樣的狀態後，為了讓胃部降溫，就會使人產生「想喝水」的衝動。

這麼一來，胃的水腫狀態將會變本加厲，消化機能也會更加低落……

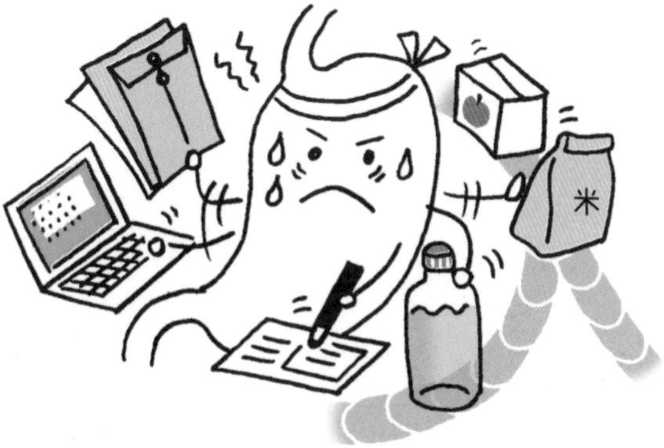

也就是說，**「胃水腫」→「消化機能低下」→「食物滯留」→「為了消化，胃發熱」→「出現想喝水的欲望」→「胃水腫」，如此一來，事態會逐漸惡化，陷入惡性循環當中。**

像這樣的負面循環，不僅出現在已經有著肉眼可見的疾病或稍有不適的人身上。**就算並未清楚自覺到身體的症狀，但在現代，過著充足飲食生活的我們，可說幾乎都在不知不覺間成了「胃水腫」的預備軍。**

從胃開始的「水腫」影響，若就這樣不加注意而置之不理，就會擴及到全身各部位。

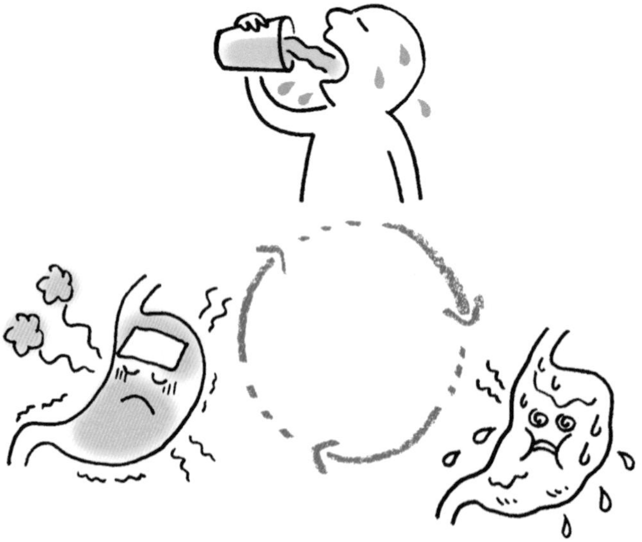

超過胃容量的水分會溢出，在臉上甚至全身各處引起二次性「水腫」，有時安靜且緩慢，有時則會急速侵蝕身體。

◎「過度攝取水分」是萬病之源

讓我們從「胃水腫」這個重點再重新回顧一次先前所介紹的那三個病例。

像是A小姐那樣的「慢性疲勞症候群」，很多病例都會被醫院告知「原因不明」，但來到我這裡時，可以很清楚看出，「胃水腫」狀態的惡化是造成病症的原因之一。水腫會引起血液循環不良，並因此產生倦怠感（疲倦）。

而B先生由糖尿病引起的「青光眼」，原因則出在「眼睛的微血管中血液量增加過多，導致眼睛血壓（眼壓）升高」。只要改變喝水過多、進食過多的飲食習慣，胃的消化機能就會恢復正常，最後，全身的血液量也會回歸正常而使狀況有所改善。

至於罹患「前列腺癌」的C先生，一般認為原因是水分從淹水狀態的胃中溢出，讓前列腺的細胞「發漲」，導致癌化。

因此，透過「減少水分攝取量&流汗」的雙重對策，就能提升消除胃水腫的效果。引出水分後，罹癌的部位會變得如結痂般堅硬，癌細胞的活動也會減弱，整個身體的情況都會穩定下來。

從四千人的身體中，找出的「最終解答」

為什麼我會注意到醫院沒診斷出的「胃水腫」，有可能是最根本的原因呢？

在此簡單介紹一下我的經歷。

我是在中國傳統醫學（簡稱「**中醫學**」）的發源地中國學習醫學。

我既不是中國人，也並非出身醫師世家，為什麼會深受「中醫學」所吸引呢？最重要的原因是與我的母親有關。

母親在我還是學生時就過世了，因此我從年輕起，對於「身體」「健康」「壽命」的關注就比旁人多出一倍。

大學畢業後，我在一般企業擔任業務員，工作了五年後回到故鄉，經友人引介幫忙管理整體院，我在那段期間深受「整體」所吸引，或許也同樣是因為母親的緣故。

然後因為一場意外的緣分，我遇見了在中國江西省贛南學院擔任名譽教授的何懿醫師，我接受了他的建議，前往中國留學。一邊承受著預料之外的難題所帶來的挫折——下苦工努力學習北京話，卻因地域關係，與當地人的對話完全不通——同時持續努力，最後終於取得中醫師執照。

◉「胃」正是掌管健康的要點

中醫學的魅力就在於會「條理清楚地說明心與身體的機制」這點上。也就是說，中醫的基本態度是——**「沒有疾病是無法說明清楚的」**。

對機械工學院出身、典型的「理科腦」，而且「喜歡機械」的我而言，中醫學說「事出必有因」的說法非常能讓我理解。

其中最為吸引我的是十分重視胃部研究的流派觀念。

「『胃』位在身體的中心位置，主司食養生，是掌管健康的要點」，這種觀念可說是放眼古今東西的學說中都相當罕見的。

我有幸透過恩師何懿教授的臨床現場，看過好幾次在轉眼間治好病患的光景。**不管是漢方還是穴位療法，醫師首先會對患者實施整頓「胃」的治療，之後患者的症狀都會逐步改善。**

持續看到了這些成功案例，我自然更加確信「胃是掌管健康的『要點』」。

◉現代醫療需要的「新選項」

我在中國擔任實習醫師進行整體治療時，發生過一件事。

當時我還是菜鳥，卻被交付了要在臨床現場治療病患的任務，當然，何懿教授會陪在一邊看著。我遵循教授的教導進行治療時，患者的症狀一下子就治好了。

曾有女性患者因頭痛長期服用止痛藥，治療完後她心懷感謝地對我說：「多虧了今中醫師，我不用吃止痛藥也不痛了。」我也曾在數分鐘內治好了說著「腳好痛」的男性患者，讓他直接忘記拿枴杖就回家了。

當時，我在習得何懿醫師的技術之後滿心歡喜地想著：「我治好了病人，我的技術能派上用場了！」

之後我把活動據點移至日本，但從那時起，我的心情一點一滴起了變化。

誠如大家所知，在現今的日本醫療現場，「住院醫師的過勞問題」及「人手不足」等課題堆積如山。此外，不論在哪個時代，醫師的首要目標都是「拯救人命」，但醫師為此背負了莫大的壓力也是個無法忽視的問題。

近年來，我掌握了可以改變日本醫療現狀的新選項，進一步思考如何廣泛宣揚「中醫學的實踐觀點」，希望能多少讓情況往好的方向轉變。

最近我開設了以中醫學、癌症為主題的講座，來參加的人包括醫師、護理師、藥劑師、學生等與醫療相關，但身分立場各不相同的人士。

面對這些人，我首先會告訴他們一件事。**亦即在西洋醫學中至今幾乎仍未提到的「水分攝取過度」以及「胃水腫」的壞處**。

若放著「水腫」不管，就會開始擴散至其他部位

誠如先前有稍微提到的，若不多加注意「胃水腫」而持續相同的生活習慣，負面影響就會開始擴散至身體各處。

雖然因體質或當時環境不同而有各式各樣的情況，**但主要會引起水腫的水分，都是以身體中心的胃為起點，或「上」或「下」地開始移動到全身**，然後出現各種各樣的症狀。

例如胃水腫「上行」時……

若是從臉面的孔洞噴出，就是「眼淚」「鼻涕」或「痰」。

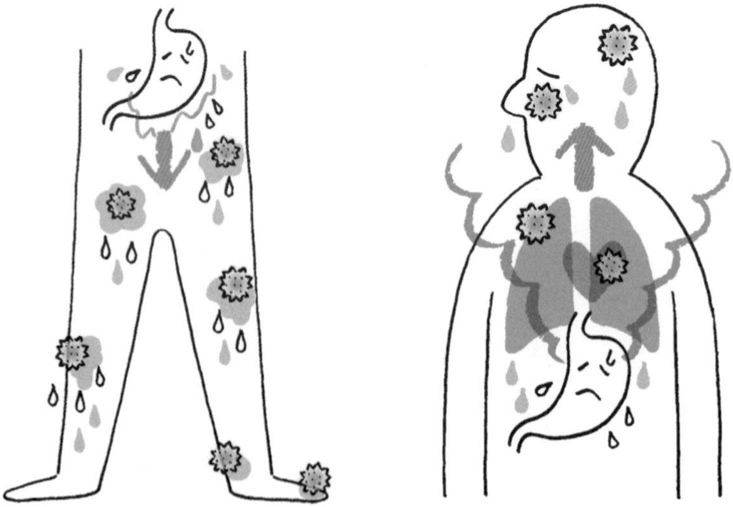

肺要是變成了溼淋淋的淹水狀態，則會形成「肺炎」或「肺水腫」。
若心臟水腫，就會變成「心臟浮腫」「心臟肥大」或「心臟瓣膜疾病」。

而胃水腫「下行」時……
內臟會因為水腫而產生「息肉」或「癌症」。
水腫會直接引起「腰痛」或「膝蓋痛」。
血流會因為水腫而發生阻礙，導致「痛風」或「風濕」。
關節液會因為水腫變稀薄而引起「關節痛」。

更恐怖的是，因胃水腫所產生的熱，有時也會再次引發許多種類的疾病。其中就包含了一些嚴重的疾病，像是「腦梗塞」「失智症」「異位性皮膚炎」等。
也就是說，**現代人大半的疾病、症狀，若追本溯源，都可以說是源於「胃水腫」**。

◉「胃水腫」引發的不適其實有這麼多！

在此試著列舉出中醫學裡被視為由「胃水腫」觸發引起的主要症狀。

❶出現於全身的症狀

水腫
倦怠感（疲勞）
血液循環不良
肥胖
高血壓
貧血
糖尿病
嗜睡

慢性疲勞症（原因不明的各式疼痛、不適）
各部位水腫
各部位產生的「癌症」
各部位產生的息肉
各部位的關節痛
風溼
骨質疏鬆症
敗血症

❷主要發生在上半身的症狀

偏頭痛
頭重感
顳顎關節症
耳鳴
重聽
耳朵流水
多淚

眼睛腫脹
眼睛四周暗沉
流鼻涕
法令紋
嘴唇腫脹
口內炎
痰

雙下巴
流口水
牙齦浮腫
甲狀腺機能低下
心臟浮腫
心臟肥大
心臟衰竭

肺炎
肺水腫
急性心肌梗塞
消化不良
胃潰瘍

③主要發生在下半身的症狀

- 腰痛
- 腹瀉
- 頻尿
- 前列腺腫
- 子宮肌瘤
- 髖關節痛
- 膝蓋骨痛

- 膝痛
- 痛風
- 月經不順
- 生理痛
- 子宮內膜症
- 不孕症
- 腎衰竭

大家覺得如何呢？或許有人會很驚訝：「範圍竟然這麼大嗎？」

不要在身體中製造「積水」

若不清楚「水腫」會在身體內移動是什麼樣的概念，或許可以試著將人體想像成自然界。

假設山間下起大雨，那地面應該會變得泥濘不堪且有積水，不可思議的是，「積水的地方」大致都僅限於同一處。這是因為地形或低窪處的地理位置造成水流會有一定的流向。

我們看到積水時會想要擦乾或吸除，但若是再度下雨，原本弄乾的地方又會再變回原樣。

即便採取對策，架設護欄或遮蔽物，讓那個地方不積水，但之後水流會轉移，在別的地方再度形成積水。

人體的「積水處」（產生水腫的地方）就類似這種現象。

由於水腫導致在特定部位出現疼痛時，一般進行的對症療法是「吃藥」「敷藥」「注射類固醇」等。

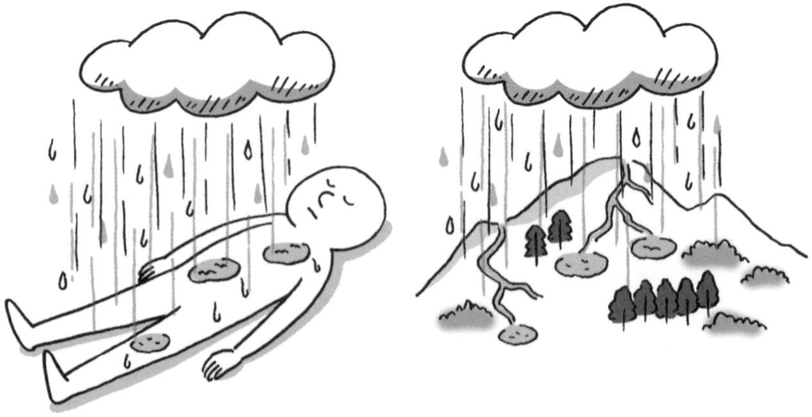

然而只要沒有消除根本的原因「下雨」——也就是作為起點的「胃水腫」——這樣的治療也不過是暫時的。遲早在同一個地方或是在其他地方，會再度出現「積水」症狀。

這就是水腫「移動」的原因。

因此，要消除「體內的積水」，就要先著手消除「胃水腫」。

◎不可以被「似是而非的原因」給欺瞞

「胃水腫是造成生病的原因，這是真的嗎？」

會這麼想的人，請回顧一下自己的經驗。此前，不論程度大小的不適或疾病來襲時，醫師是否能明確指出疾病的原因？

「畢竟上了年紀，這也是沒辦法的喔。」

「應該是因為工作太辛苦，免疫力變得低下。」

「要是太忙碌，容易自律神經失調，因而導致生病。」

「年紀變大」「免疫力」「自律神經」……有沒有覺得自己總是被一個接一個「似

是而非的醫學用語」給說服了？

然而實際上，醫師只是以對症療法壓制住了出現在眼前的症狀，卻沒有在根本上解決問題。

◉現代人中八成的「胃」都有水腫

「最近身體不太舒服，為什麼呢……」

「就算試了電視上介紹的健康法，也不見成效，這是為什麼呢？」

「為什麼我會得這種病呢？」

若你成了心懷這些迷惑的「迷途者」，要不要試著一百八十度改變觀念，開始關注「胃水腫」這件事？或許你的胃是在不知不覺中，成了「溼淋淋的淹水」狀態，導致老化或引發疾病。

在胃的內部，原本從構造上來說就並非是處於「乾的狀態」（若是乾燥狀態，不是機能不全就是有嚴重的疾病）。

也就是說，胃裡的水分含量，不是「適中」就是「有點水腫」。而**在我截至目前為止所診療的四千人當中，幾乎有八成都被確認胃有「水腫」的傾向**。

你現在的胃，究竟是處於什麼樣的狀態呢？

若是已經有了「胃水腫」，而且是影響到了全身的情況，只要不先改變「經口攝取的水分量」，狀態就難以好轉。

這就和要關上大量出水且水量過多的自來水水龍頭一樣，道理非常簡單。

只要調節水腫的根本原因——「胃」的水分含量，然後仔細思考「該攝取哪些食物？攝取多少量？」就好。

本書將從這個觀點出發，告訴你從源頭消除不適和減低罹患疾病風險的方法。

目次 Contents

前言

第1章 身體不舒服的原因，難道是因為「胃水腫」？

第3章 從今天開始立刻養成預防「胃水腫」的習慣

第4章 一天十分鐘就見效，建立「消除」胃水腫的習慣

第5章 醫院沒教的家庭「胃」學

後記

※本書中所介紹的方法，是選取自筆者截至目前為止的經驗中被認定為有一定效果的。但帶來的變化會因每個人所處環境、體質等因素而有所差異。現在若正在治療某種疾病，或因身體微恙感到不安的人，請先和定期就診的醫師商量之後，再自行負起責任，判斷是否實踐。

第1章

身體不舒服的原因，難道是因為「胃水腫」？

不知不覺間陷入「水分攝取過量」的陷阱

你一天喝多少水呢？

喝五百毫升一瓶保特瓶的量？一到兩杯？還是整整喝完二公升的量？

根據不同年紀與職業，水分攝取的適當量會有一點不同。但在基本的生活範圍內，我對「水分攝取過多的人也太多了」這件事抱持著危機感。

當然，水分補給很重要。不過**一旦「補給」變成了「過度攝取」，恐怕就會出現對全身各種不好的影響。**

我們以往只注意到水分補給的好處（一般常見說法），卻完全沒看到「攝取水分過度的壞處」。這傾向很極端，令人不得不擔心。

「攝取愈多水分愈健康。」

不少人都相信這句話。

我經常聽到人們這麼說：「一天必需的水分攝取量為二公升。」

但是這個說法的根據到底在哪裡呢？

「因為有排毒的效果？」「因為血液會變得清澈？」

答案是：「NO」。

「媒體報導過，有人囫圇吞棗實踐『一天喝二公升水』，結果反而引發了嚴重的疾病。」近年也有像這樣慘痛案例的新聞。

也就是說，「過度攝取水分」別說是會「稍微損害」你的健康了，恐怕會引起大病，甚至奪去性命。

正因如此，才希望大家能試著重新修正每天的水分攝取量。

◎最不能實行的「喝水法」

如果不是「在戶外從事嚴苛的肉體勞動」，或「持續活動身體流很多汗」的人，卻仍一味持續攝取水分，想必你的胃已經亮起了「黃燈」。

如果你現在的習慣是「一邊在空調很強的室內做著文書作業，同時一天喝一瓶以上保特瓶飲料」，希望你最好能聽聽這本書中的建議。

不論是水還是運動飲料，又或是給人感覺較健康的蔬果汁……，都一樣會引發胃水腫，這是導致全身出問題的關鍵。

「飲料」的消費量在這二十年增加超過四倍

「水分攝取過度」的風險在升高——有研究資料能從旁佐證。

歐睿國際（Euromonitor International）是知名國際性市場調查公司，該公司統整出日本國內的「個人礦泉水消費量變化」，單純以「年間生產量」除以「預估人口」後大致可推知，「日本人每人一年喝了多少礦泉水」。

察看下頁圖表即可得知，這二十年內的消費量急遽增加。日本人的喝水量則從六公升變成二十四公升，增加四倍以上。

據說有部分原因是受到從喝自來水轉變成「買水喝」的影響，但即便忽略這些影響，結果依舊是增加的。

也就是說，「積極喝水」的習慣在日常中成了理所當然。礦泉水消費量的顯著增加，正反映出這個趨勢。

◎消費量增加最多的是「瓶裝茶」

看到了以下圖表，或許有人會疑惑：

「水之外的飲料呢？」

讓我們來看一個結合前面圖表的新圖表——總務省「家計調查」資料（見頁42）。這份資料表調查了「一個家庭一年內不同品項的支出金額」。

看到圖表後會發現，二〇〇〇年初期支出金額較多的是「蔬果汁」和「綠茶」，但這「兩強」同時有減少的跡象。

另一方面，支出金額增加的是「茶飲料（瓶裝類的綠茶或麥茶等）」「咖啡（即溶

〔個人礦泉水消費量變化〕

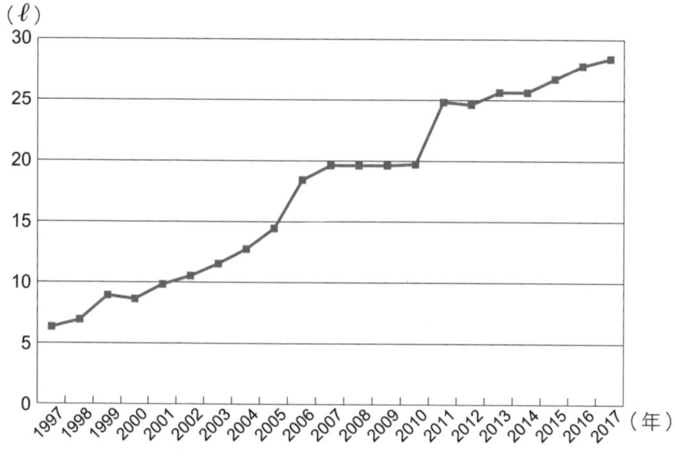

※依據歐睿國際調查所得數值製表

〔一個家庭一年內不同品項的支出金額（兩人以上家庭）〕

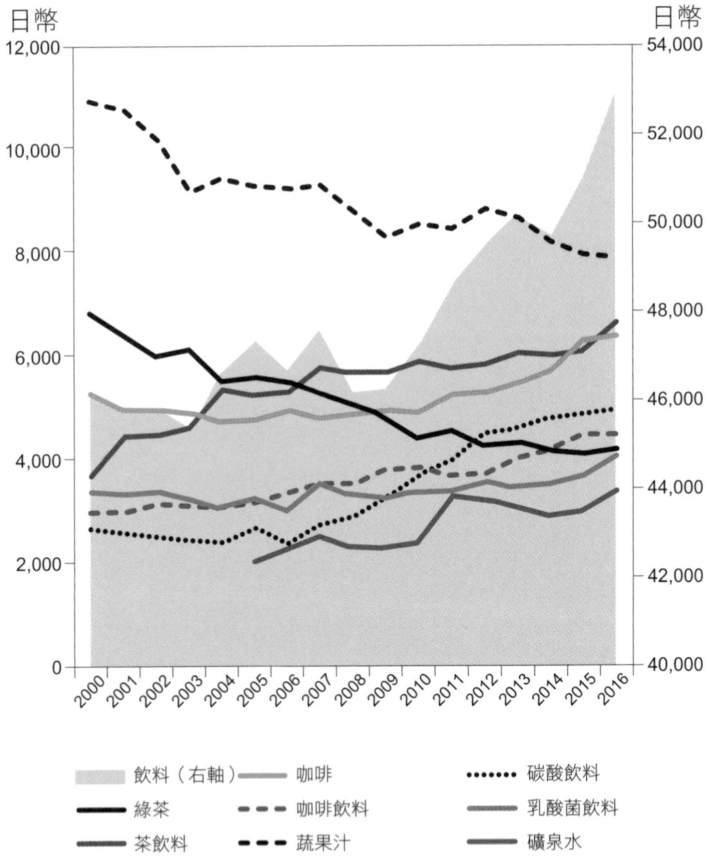

＊依據總務省「家計調查」製表。

註：未記載支出金額較小而位居下位的項目以及匯集種類雜多物品的「其他」。

咖啡或咖啡豆）」「咖啡飲料」及「碳酸飲料」。

調查結果顯示，**飲料整體的消費量都是大幅度增加**。

也就是說，除了各品項的比例變化較小，整體的種類範圍變大，飲料整體的消費量增加了。

試著將這結果與你自己的習慣或你周遭的狀況比較看看，結果怎麼樣呢？

「吃太多水果」的習慣其實很恐怖

別說是從飲料直接攝取的水分，我對**「隱藏水分」**——水果——的過度攝取也心懷警戒。

「因為營養豐富，攝取愈多應該對身體愈好。」

許多人相信著這樣的說法而習慣吃過多的水果。

諷刺的是，愈是注重健康或關注美容的人，愈會積極攝取水果。

我很難對這些人直接指出水果的壞處，但我仍然想在此強烈提醒大家。大部分水果都含有驚人的大量水分。依據種類不同，也有水果「所含水分占整體的九成以上」。

因此，不論如何減少「水分的攝取量」，若沒有注意水果的水分含量而持續攝取，就無法完全消除「胃水腫」的風險。

◉先從「減少一口」做起也OK

下頁列舉出富含水分的水果含水量以茲參考。

其中有些水果乍看之下以為水分很少，因此**最好想成「水果普遍來說水分都很多」**。

話雖如此，也不是要大家「完全不吃」水果。例如有人喜歡吃葡萄，以前都一次吃一串，現在不妨一次只吃幾粒就好，不要全部吃完。

〔富含水分水果一覽表〕

（所有都是可食用部分 100 g 所含水分／單位為 g）

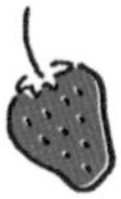

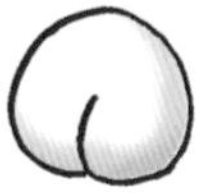

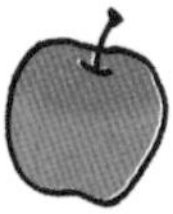

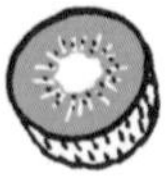

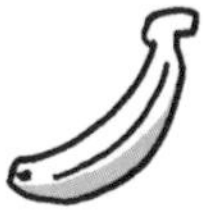

柑橘	91.2
草莓	90.0
西瓜	89.6
葡萄柚	89.0
水蜜桃	88.7
枇杷	88.6
蔓越莓	88.2
日本梨	88.0
哈密瓜（露地型）	87.9
加州梅	86.2
蘋果	84.1
石榴	83.9
葡萄	83.5
奇異果（黃肉種）	83.2
柿子（甜柿）	83.1
櫻桃	83.1
香蕉	75.4
日本栗（煮）	58.4

〔引用自「日本食品標準成分表 2015 年版（七訂）」〕

人若對某件事禁欲過頭，就會想在其他地方滿足欲望。在滿足欲望前，往往會過於魯莽行事。

也就是說，如果強制「戒斷水果」，可能反而會本末倒置地「暴飲暴食」起零食或酒類飲品，所以請食用適當的分量，然後長久維持下去吧。

這時候，胃會發生什麼事？

一日過度攝取水分，胃中大致會出現兩種變化。

一是**胃會變得難以消化食物，而且變重**，這狀態就像是我們平常所說的「胃脹」。說得更嚴謹一點，可以定義為：「胃水腫」的其中一個現象就是「胃脹」。

當然，即便沒有「胃脹」的自覺症狀，「胃水腫」仍在沉默地進行中，並開始對周圍造成不良影響。「不容易察覺」正是胃水腫一個恐怖的特徵。

二是**胃的消化機能急速降低**。和「過胖的人」一樣，會因為水腫發脹，使得胃的運作顯著減緩，此外也會因胃水腫而導致胃酸被稀釋。

在「消化機能低落」與「胃酸稀釋」的雙重打擊下，胃中就很容易堆積食物。結果胃酸反而會分泌得更多。

胃很「認真」，所以會更努力工作以「盡早消化食物」。

若用公司的同事來比喻，就是「一旦眼前有工作，即便不眠不休也要做完」的類型。正因如此，必須有意識地控制吃入的食物量。

◉「淹水的農田」無法栽培作物

雖然「滋潤乾燥」程度的水分是必需的，但不要形成「積水」——這是避免胃水腫的一大原則。這個道理就和不要讓盆栽植物的根腐爛一樣。

「胃」一如字面上所示，在中國的觀念裡經常用

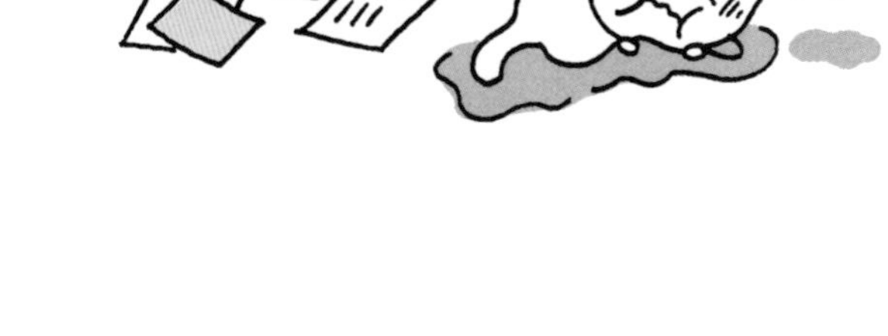

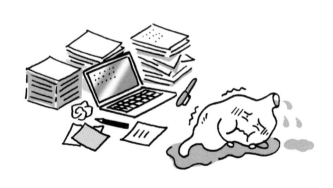

「田」來做比喻（能採收農作物的農地全都統稱為「田」）。

如同豐穰的大地能收穫許多農作物一般，製造出身體不可或缺的「血」及「氣」（精力的本源）是「胃」原本的任務。如果體內的「農地」被水淹沒，排水惡化而變得泥濘，收穫量銳減，最壞還可能變成什麼都產不出的荒地。

「水分攝取過多的胃就等同於泥濘的農地。」

用這樣的比喻來看，大家應該就會更清楚「胃水腫」的危險。

比起「腸」更應照顧「胃」

近年來，就健康與美容的觀點來看，人們多關注在「腸」的照顧上。

因此出現了「腸內環境」「腸道年齡」「腸活（提升腸內環境活動）」等新詞彙。

想要調整身心平衡，關注看不見的身體內部並展開行動是一件很棒的事，這點絕對沒有錯。但從我所學的中醫學觀點來看，**調整身體狀態時，「胃」比起「腸」更重要。**

說得更進一步，比起「腸內環境」更應該重視「胃水腫」的問題。

話說回來，腸是「小腸」（十二指腸、空腸、迴腸）與「大腸」（盲腸、闌尾、升結腸、橫結腸、降結腸、乙狀結腸、直腸）的總稱。

其中，「小腸」擔任著重大的任務——食物的最終消化與吸收營養，是具有多種特殊性質的器官。

例如它是「體內最長的器官」，長度達六到七公尺。

它也具有相當獨特的構造，和為了順利消化吸收來自胃的食物營養，有稱為「腸絨毛」的無數突起，以及稱為「培氏斑」的免疫器官，以守護人體免受細菌、病毒侵害。

小腸還有個特徵——不容易罹患疾病，其中也包括癌症。這是因為小腸的免疫機能高，受到了保護。

這樣的小腸可說是內臟中非常獨特的臟器。因此不難理解，很多媒體風行「腸」的話題，將其炒得十分熱門。

◎「小腸」只會聽「胃」指揮而運作

然而，若將小腸的工作與胃所肩負的工作相比又是如何呢？

是「胃」最先消化、吸收從口腔進入的食物，而不是小腸。

胃的工作是重勞力，可以比喻成「無止盡持續地工作」，是不眠不休、堅毅工作的實際勞動部隊。

另一方面，小腸所負責的任務若同樣用比喻來說，就是「後援的助理業務」。小腸在良好的工作條件下，從事固定的業務，可以不加班就準時回家。

此外，即便有許多「工作」從胃來到小腸，小腸也「可以直接送往接下來會接手的大腸」。也就是說，**小腸比胃更不容易產生大量負擔**。

「即便從胃那裡來了大量要處理單據的工作，但我們部門處理不完，就直接託付給大腸了。」

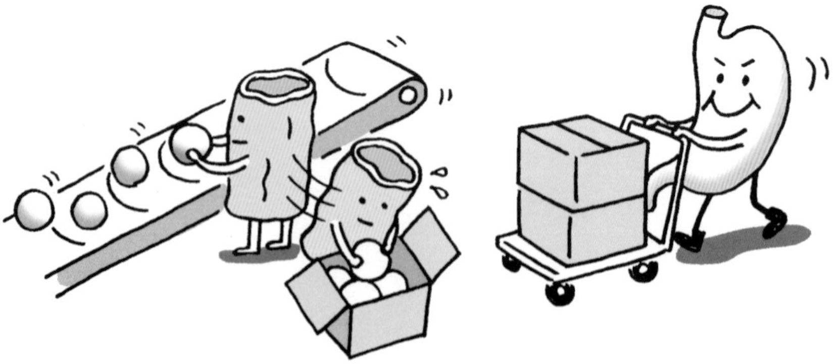

小腸的工作就是被容許可以做出這種流水線作業。

換言之，**「小腸只會遵行胃的指示行動」**。

假設**身體整體的營養過剩時，小腸也會因為「反正是胃送過來的，總之什麼都別想，全部消化吸收」**。小腸**只會做這種被動的工作**。

之所以要重視「胃」更甚於「腸」的原因就在這裡。

既然如此費心照顧腸內環境，那麼是否能以同樣的態度，又或是更關照背地裡賣力工作的胃呢？這麼一來，自然就會「想讓胃稍微輕鬆一下」，並藉此控制飲食過度了。

「過多的營養」會變成「毒」

如「過猶不及」這句話所說，日本自古以來就規勸人們「過多（不足也是一樣的）不宜」。

活躍在江戶時代的儒學者**貝原益軒**也是提倡這觀點的人士。

益軒直到八十四歲臨終前留下了許多著書。**當時人的平均壽命為「五十歲」，以現**

代來說，**益軒可說是足足超過了一百歲的長壽者。**

他在去世前一年（一七一三年）寫成了《養生訓》，裡頭滿載了連現代人也能用作參考的訓喻。

流淌在他思想根柢的**觀念就是「八分滿」和「謹慎」**。

從頭到尾讀一遍《養生訓》會發現，書中重複出現「攝取水分過多會成毒」的中心思想。

身體當然不能缺水，但水也不是「萬能」的，更絕非「攝取愈多愈好」。也就是說，**對身體來說，沒有東西是絕對的「善」**。

中醫學中也有類似的想法，在其基本根源的中國思想中，經常會出現「世間無『好』也無『壞』」的教喻。

我們試著來看看西方的情況吧。莎士比亞所寫悲劇《馬克白》中的開頭，三名神祕的魔女說出了如下的臺詞：

「Fair is foul, and foul is fair.（善即惡，惡即善／美即醜惡，醜惡即美）」

◉健康的飲食習慣中，需要「減法思考」

試著從科學的角度來思考，「過多不宜」的觀點在大部分時空背景下都說得通。尤其是營養，幾乎毫無例外，一律適用。

不論是多健康的人，吃太多都會導致肥胖且有害健康。此外，即便食物的「營養價值很高」，若是由消化機能低落的人攝取，也只會出現反效果。

現代人大多是「加法思考」，所以會想攝取「更多」的營養。

營養保健食品、健康食品，或是愛好肌肉訓練者攝取的蛋白質……都是如此。

然而對於現代人來說，真正重要的，是正面意義上的「減法思考」，也就是「減法」之道。

要確認營養是否攝取過度，請務必觀察鏡中自己的身體，回顧最近的飲食生活。

「冬季時肌膚容易乾燥」的真正原因

在講座或演講會上發表演說時，有個題目一定會讓各位女性大吃一驚。

那就是關於肌膚乾燥的機制。

很多女性以健康與美麗為目標，不斷進行各種美容法或保養，對這些女性來說，以下的內容必然會讓她們「恍然大悟」。

冬天時，大部分人都會覺得肌膚變乾燥了。若是日常有在進行肌膚保養或化妝的女性，感受應該更深。

這時候，很多人會為了改善乾燥肌而進行徹底的「保濕」。

保養時追加特殊的美容液，將塗抹在肌膚表面的乳霜加量，或是改用強調「強化保溼機能」的粉底。許多人為了避免乾燥，會以「加法思考」來制訂對策（其中應該也有人會去吃「膠原蛋白鍋」）。

但事實上，**冬天乾燥肌的原因不在於「水分不足」。形成肌膚乾燥的元凶，其實是「水分過多」，也就是「水腫」。**

以下將說明原因。

胃水腫會使得臉部水分增加（水腫），如此一來便會壓迫血管，使血液無法充分流至末端，以致於難以送達足夠的營養來修復皮膚的細微組織……最後就會形成細紋。如果就此放著細紋不管，會擴大形成更深的皺紋。

人們看到細紋時，會慌張著「肌膚好乾！」「水分不夠！」但即便從外部補充水分、油分、養分，卻什麼都解決不了。因此反而**要注意「水分補過頭了」，並努力從內部消除水腫，讓養分可以確實送達該到達的部位**。完全不需要任何「補充」。

生活中，「加法思考」是很棒的。但是從健康或美容的角度觀察會發現，在現代，許多事以「減法思考」的邏輯進行思考，進展會更順利。

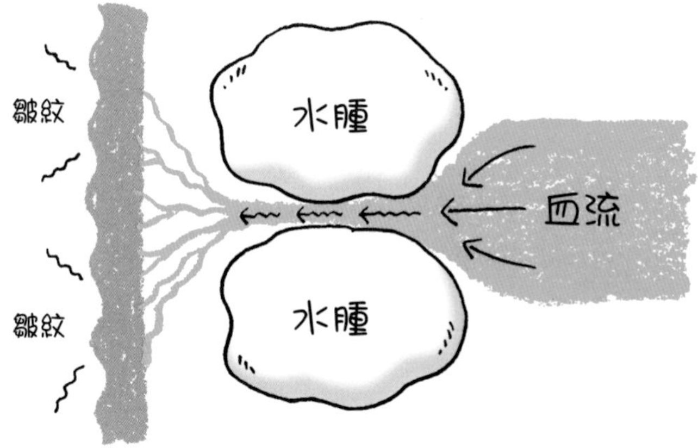

「胃」是職司身體健康狀態的端點

中醫學將內臟分為「心」「肝」「脾」「肺」「腎」五類來思考。

這五個器官被稱為**「五臟」**。名稱雖與西洋醫學中的內臟一樣，但這並不僅限於解剖學中的含意，而是依人體的運作與機能來分類。

五臟或是互助合作，或是相互壓制，在體內取得了絕佳的平衡。

五臟中，胃屬於「脾」。

而「脾」在某種意義上是五臟中最重要的。

若追本溯源身體上所出現的不適或疾病，幾乎所有例子都是始於「脾」（胃）。

例如「貧血」被視為肝臟疾病之一，這個症狀看起來與胃沒有關係。可是貧血的現象一是因為水分攝取過多造成胃水腫，血液被稀釋，導致送至肝臟的血液量減少了；二是胃水腫無法消化吃下的食物，以致養分不足，製造的血液量減少所引起。

「胃很重要」的觀念，在過去中國的部分群眾中迅速擴展開來，一時間甚至形成了一大流派。李東垣是十二世紀出生在中國的醫學家，他提出「內傷脾胃，百病由生」的說法，留下了著作《脾胃論》。

萬病從胃起。也就是說，胃是元氣的本源，同時也是職司身體健康狀態的供電站。

◎腹中「鍋爐」的火勢大小、水量多寡決定一切

了解到胃很重要的觀念之後，一般也認為**「胃＝位在身體中心的鍋爐」**的比喻較「容易理解」，而受到好評。

請試著想像，「腹中設有爐灶，爐灶上放有大鍋（＝胃）」。

經口吃下肚的「食材」會進入「鍋子」，依「火勢大小」與「水量多寡」來調理（＝消化）。完成後的料理（營養）會送到身體各部位，成為各自的營養來源。

若想探究我們胃裡到底發生了什麼事，這樣的想像即可完整說明。

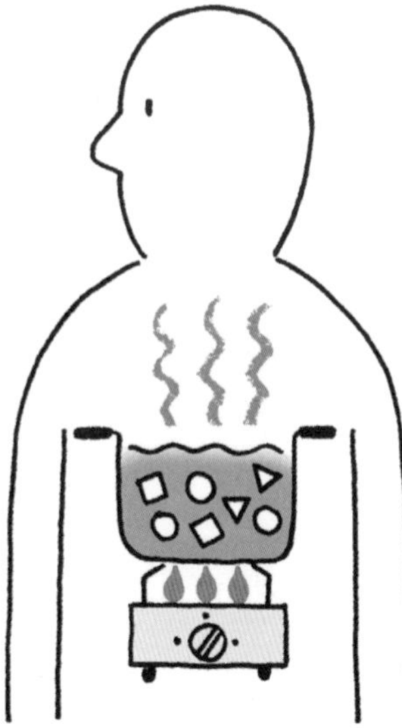

例如消化過程中，胃在努力工作，「鍋子」就會變熱（消化完成後，鍋子會因餘熱而暫時繼續發熱）。

這時若「鍋子」出現了異常狀況，帶來的不良影響就會波及周圍。

第一個風險是因長時間調理或火力過大而導致持續高溫的時間過長（熱的風險）。

第二個風險則是滿滿的水蒸氣使得溼度上升（水的風險）。

一旦「熱的風險」升高，就會發生各式各樣的問題，例如「煮沸溢出」或「燒焦」。若再加上「水的風險」，會更進一步生出「發霉」或「腐敗」的問題。

這也是身體發生不適或引發疾病的狀態。

各種疾病都可以分為兩大類別：一是因「熱的風險」而引起的「熱性疾病」；一是因「水的風險」而引起的「水分過多疾病」（其他還有結合兩者而生的「溼熱風險」）。

我們每天都會飲食，必須使用胃這個「鍋」來生存。正因如此，才要尋求能抑制風險、取得平衡的良好用法。

在胃裡產生的「溼氣」也會擴散至其他部位

有時，僅僅一種飲食方式，就會改變胃的狀況。

一般來說，只要適量飲食，飯後肚子都不太會不舒服，而是會感到幸福，覺得「真好吃」「大家一起吃飯真開心」。

然而，當飲食方式出了問題，例如「水分攝取過量」「暴飲暴食」「吃太多」，這時首先會出現不適感，例如「疲憊」「沉重」等。

更遺憾的是，胃的「疲憊」及「沉重」也會擴及到體內其他地方。而犯人就是過度使用胃這個「大鍋」時所產生的水蒸氣。

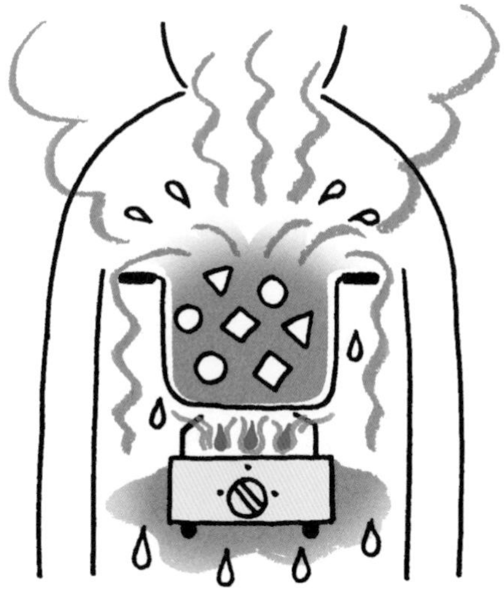

請試著想像用鍋子持續進行高溫調理的廚房景象。

不僅油膩膩的油脂飛濺四周，附近都瀰漫著熱氣（水蒸氣、水分）和氣味。

胃的狀態也完全一樣。**有時從胃溢出的水分會擴散到離胃很遠的地方，結果在那裡發生了二次性的「疲憊」「沉重」這類不舒服的感覺。**

也可以想成是「體內若有水蒸氣（溼氣、水分），情況會往不好的方向發展」。這情況和從鄰居家裡飄來的晚餐香味可是無法比擬的。

以下向大家舉個例子。

從胃溢出的溼氣若抵達頭部，就會產生「困倦」「沉重」的感覺，引起頭痛或頭重感。

這會讓人呆滯，變得無法集中精神工作或唸書。

溼氣也會從胃移動到腳（形成水腫）等較遠的地方，很多例子都會產生「困倦」「沉重」這類的不適感

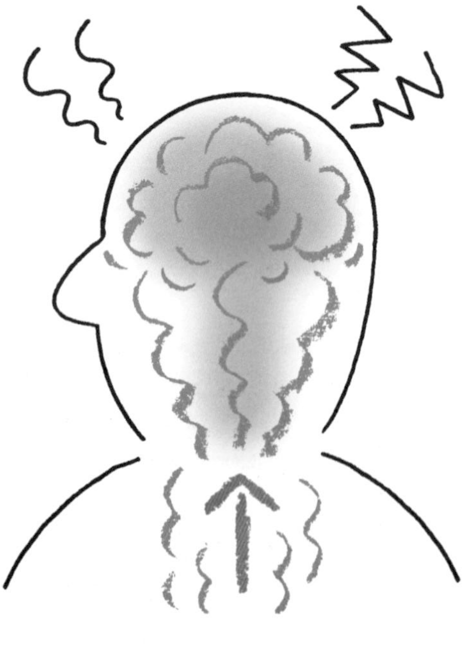

（可參考頁66）。

反過來說，「消除胃水腫」身體會變好，其實就是指不要讓水分只停留在胃。這麼做，連全身上下原因不明的小毛病，都能一口氣有效消除。

胃與身體的能量通道「經絡」相連

胃與其他部位是如何密切地相互影響？

這和**「經絡」**有很深的關係。

中醫學指出，人體內有十二條**「能量通道」**——也就是經絡。

經絡遍布全身，連接頭與臉、內臟與手腳。

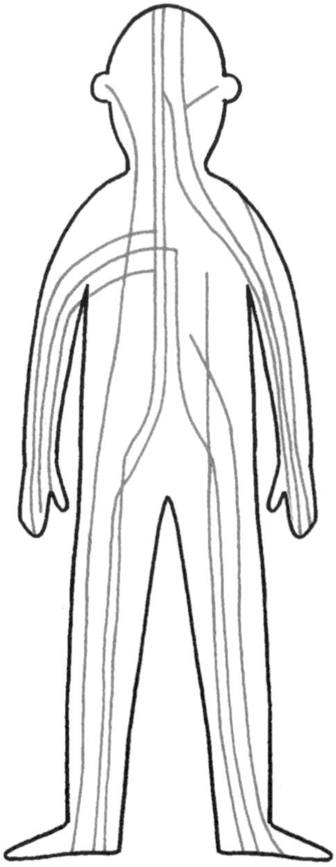

十二條經絡之中，胃屬於「胃經」。

若能理解「經絡」的構造，就能更加理解其對全身造成影響的原因。

「經絡」的「經」指的是織物的縱線，表示「上下行走於體內，負責重要任務的狀態」。

「經絡」的絡如字面上意義，是一連串連「絡」的流程，可以形容為「連結經與經，連絡經與組織之間的脈」。

也就是說，經絡超越了醫學上所見「血管」「淋巴管」「器官」或「組織」的圍籬，可以定義為擴及體內的高效網路。

若將「經絡」比喻為軌道，我們所熟悉的「穴道」就是車站（穴道一定位在經絡線上）。像這樣遍布於全身的經絡擔負著一項重大任務——連結臟器與穴道，運送能量。

◎話說回來，能量是什麼？

說明了經絡後，我常會碰到的提問是：「那麼，能量又是什麼呢？」

中醫學所謂「能量」指的是「氣、血、津液」。或許日本人不常聽到這些用語，但在中醫學的概念中，這些可是基礎中的基礎。

所謂的**「氣」**，就是近似於電影《星際大戰》系列登場的架空能量體「原力」，也可以稱之為**「生命力」**。遺憾的是，氣無法像「原力」那樣可視化或數值化，但若是有經驗的中醫師就能感受得到。

「血」則近似於現代醫學中**「血液」**的液體，不過並不是完全一樣的。「血」還帶有另一個特點——支持精神活動，所以與現代醫學中的血液有很大的不同。

「津液」指的是**「血」以外的所有體液**，例如唾液、胃液、淚、汗等，主要任務是滋潤體內各處。

交換「氣、血、津液」的通道就是「經絡」。

當然，在胃裡發生的問題，特別容易在胃的經絡上擴散。此外，透過觀察胃經絡上器官的狀態，就能推測「胃現在的狀態如何」。

從胃溢出的水分會從其他地方滲出

胃被水淹得溼淋淋的，變得鬆軟水腫，而從胃溢出來的水分，就會從其他地方慢慢滲出，暗暗活躍成為疾病的溫床。

這些現象沒辦法用肉眼確認，且不論用多精密的檢查也難以發現，所以大多數情況下都無法察覺。這些水分可說是非常棘手的存在。

談到從胃溢出來的水分「容易從哪裡滲出」這點，可以推斷出線索就是前面提到的「經絡」。

水分會從繞行全身的胃的經絡，也就是「胃經」的線上滲出，引起各種大小不一的問題。這不像一目瞭然的河川或水渠那樣，而是如通過地下水源從池底湧出的水，有時（看起來）像是在遠處突然冒出似的。

因此，建議大家可以事先掌握「胃經通過哪裡？」「包含哪些部位？」這些重點。

這麼一來，**當胃經上的穴道出現不適，我們就能接近最根本的原因**——首先消除胃水腫，而非立刻進行投藥等治療。

以專門用語來說，「胃經」的正式名稱為「足陽明經」。「足的『陽側』也就是循環『前側』的經絡」。

胃經從鼻側起始，圍繞嘴巴周邊、下顎、喉嚨、脖頸、胸，下行到腹部正面，通過足部前方外側，流至腳的食趾。有流派定義「胃經上有四十五個穴道」，是經絡中路徑最長的。在下頁圖中，依據臉或身體上的不同部位一一對照看看吧。

每個穴道都有名稱。為了簡單介紹，在此省略部分不說，這裡所介紹的也只是一小部分而已。

早上起床時容易出現「兩大症狀」的真相

「早上起床時眼瞼莫名腫脹」「不想吃早餐」。

〔從胃溢出的水會滲出的部位〕

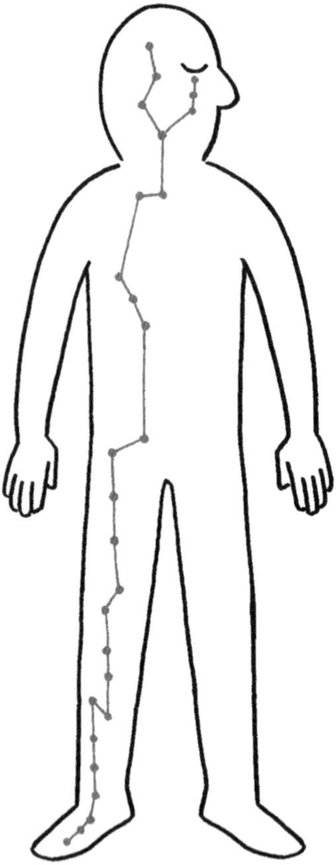

全臉►出現浮腫或小細紋。

下顎►過於膨脹而形成雙下巴。

耳朵►若積水就難以聽到聲音（重聽），會出現低音般的耳鳴。耳朵流汁，形成中耳炎。

嘴巴►水若在口腔內滲出，會形成唾液。會感覺牙齒浮起來。若智齒腫起來，刷牙會痛，形成顎關節症候群。

卵巢（女性）►水腫後會壓迫輸卵管，卵巢會腫起。

子宮（女性）►會形成子宮肌瘤。子宮內膜一旦淹水，容易形成不孕症。

腸►水腫後會形成潰瘍、息肉、腫瘤等。

肛門►水腫會引發痔瘡。

腳►水腫容易造成血液循環不良，導致香港腳、痛風、腳尖的壞疽。

頭►積水會導致頭變重（頭重），引起偏頭痛。經常覺得想睡（嗜睡）。

眼睛►形成眼淚溢出。水分會形成水腫而引起血液循環不良，有時也會引起浮腫、黑眼圈或暗沉。

鼻子►形成鼻涕溢出，會形成法令紋。

臉►臉頰的肉會發脹，難以上妝，也會鬆弛形成法令紋。

喉嚨►水腫會導致甲狀腺機能低下。若腫脹，食物會難以下嚥，呼吸也會變得困難。

胰臟►水腫會導致胰島素分泌失調而引發糖尿病。

全體內臟►形成癌症。

全部關節►水腫而使得滑液水分多且被稀釋，潤滑不足會使關節產生疼痛或腫脹感。

每天起床時，你是不是常為這些症狀而煩惱呢？

如果不是睡眠不足或前一天喝了酒，也不是因為身體原本就不適，一旦出現這些訊號時，首當其衝的可能原因就是「胃水腫」。

以下將為大家解說，到底是什麼樣的機制引起了這些症狀。

第一是**「早上起床時眼瞼莫名腫脹」**。**這是因為平躺睡覺時，水分（水腫）從胃流出，流到了眼瞼**。

水的性質會四處擴散，因此會在人們睡眠時從胃移動到眼睛。

「所謂水腫，本質就是水分。」

這麼一想，就能理解水腫為什麼有辦法從胃移至距離很遠的眼瞼。

第二是**「不想吃早餐」**。

這個原因也很單純。**胃一旦有慢性水腫，水腫就會擴散到腳部。腳的水腫，在睡覺時會往旁邊流，若流回了胃，胃就又會成為淹水的狀態**（也就是說，胃產生的水腫，會移動到腳，然後再度「返回故鄉」胃……就是這種感覺）。

結果胃就會感受到消化不良的沉重不適感，食欲也隨之減退，因此感覺「不想吃早餐」。

這可說是胃發出「不想再消化了」的ＳＯＳ訊號。

這兩種症狀的本源都與「胃水腫」有關。因此，消除胃水腫雖看起來像在繞遠路，卻是最快的捷徑。

有其中一項症狀的人，請試著在就寢前控制水分攝取，並確認隔天一早是否有不一樣的感覺。

頭痛時喝杯咖啡

不論是誰，都曾有過「吃完午餐後突然想睡」的經驗吧。

在幹練的商務人士中，有人果斷地判斷，「吃飯後想睡覺，在某種程度上來說也是莫可奈何」，因此決定「在重要的商業談判或會議前，不吃（吃少一點）午餐」。

一日吃太多，可能會想睡覺，或是腦筋變得一片空白，這些都是自然現象，可以想成是以胃為起點的能量流動。

胃開始消化之後，「鍋子」會急速變熱，產生熱氣（水蒸氣、水分）。熱氣是氣體，所以會不斷往上升，直達身體最頂端的頭部。

熱氣到達頭部後，會像窗戶上結露那樣，從氣體變成液體。

從胃中生成的「熱水蒸氣」，會在頭部變成液體（水），形成「水腫」。

中醫學稱呼這種「熱水蒸氣」為**「溼熱」**。

溼熱是萬病之源，對身體而言，絕不是個受歡迎的東西。當然，為了不製造出溼熱，首先就要解決成因的「胃水腫」。

但是，就算很普通地生活，溼熱還是會發生。

因此，我要向大家介紹補救的方法。

那就是喝「一杯黑咖啡」。這麼一來就能改善、消除飯後的疲倦感，甚至是頭痛。

這與咖啡因的效果沒有關係。從中醫學的觀點來說，是利用咖啡具備的「排水作用」。咖啡會「降低」頭部的溼熱，讓大腦變得清爽，並在瞬間消除疲倦和頭重感。

話雖如此，也不是要大家牛飲好幾杯咖啡，建議喝一杯就好。此外，並不建議加入牛奶或砂糖，以免攝取過多脂肪或糖分。

至於「不喜歡喝咖啡」的人也請放心，在第3章還會介紹其他具有相同作用的飲品。

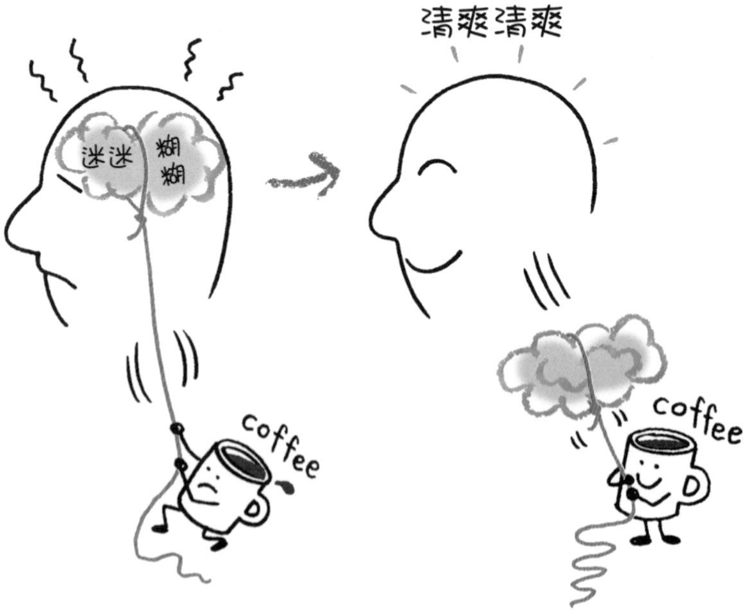

酒真的是「百藥之長」嗎？

酒自古就以「百藥之長」為人所熟知。若適量飲用，是能為人生增添色彩的夥伴，但人們基本上大多時候都是「喝得過多」。

而**酒後會引起的變化，最具代表性的就是「溼熱」**。

也就是說，一旦胃開始消化，鍋子會急速變熱，產生熱的水蒸氣（溼氣），這情況一樣會在喝酒時出現。

消化食物時出現的現象，也同樣會在過度攝取某種液體時發生——仔細想想還真是不可思議。反過來說，酒（酒精）的「燃燒」力，就是這麼強烈。

敏銳的人讀到這裡馬上就會明白一個道理——飲酒過量會對身體造成極大的傷害。

其實酒的影響力不容小覷。我本身是不擅於喝酒的體質，即便只喝一點點，身體都會立刻出現各種各樣的症狀。

首先，溼熱一旦上升至口部，我的**喉嚨就會變得腫脹，難以呼吸**。以前年輕的時候，我還沒察覺到自己並不適合喝酒，曾在不經意間喝得太多，結果出現了類似哮喘的症狀（※不擅長喝酒的人請不要嘗試）。

接著，**可以感覺到彷彿牙齒上浮的不適感在口中擴散開來，最後連頭也痛了起來。心跳也變得很快，心臟比平時都要激烈地怦怦跳。**

身體有過多水腫時，甚至還會暈眩。

接下來**會強烈感覺到「我喝醉了！」**

這份「喝醉了」「要是再喝下去就糟了」的「自覺」，不擅於喝酒的人會比會喝的人更加早感受到。

而**第二天，就開始為必然出現的臉部水腫、頭痛等複合式症狀所造成的「宿醉」而苦惱**。

當然，**這些不舒服的症狀都是「溼熱」搞的鬼**。

我從學了中醫之後，就覺得「沒必要因為喜好而刻意虐待胃」，便與酒保持距離。

在此雖統稱「酒」，但因著日本酒、威士忌、葡萄酒等種類不同，有時也「不一定會引起不適症狀」。每個人與酒的契合度有著很大的差異。

也有些罕見的案例是，有貧血症狀的人「喝了紅葡萄酒後，反而有益於身體」。

話雖如此，但對幾乎所有人來說，大多數酒類飲品都是會直接在人體製造「溼熱」的燃料。如果希望果斷地與身體不適分手，就要有所節制。

沖繩人「不太容易罹患花粉症」的原因

據說，「沖繩人一般都不太容易罹患花粉症」。

大家覺得原因是什麼呢？

「沖繩沒有杉樹與日本扁柏，本來就不會有花粉飛散吧？」

似乎也有這樣的說法。但是實際上，在沖繩也能看見不少杉樹與日本扁柏，並非完全沒有。

更進一步說，沖繩其實也有包括豚草或中國芒等許多植物。也就是說，雖然在程度上有所差異，但沖繩和本州一樣都有會引起過敏反應主因的花粉。

然而，為什麼沖繩人不太會得花粉症呢？

這個問題和體內的水分含量、水腫有關。

事實上，花粉症的發病和「胃水腫」大有關係。

水腫是以胃為起點擴散至全身，稍有一點機會就會引發諸多疾病，是如同「地雷」般的存在。

因此，只要身體感受到類似花粉那樣微量的刺激，就會成為引爆的開關，**而此前保存在體內、快超過負載的水分，就會變成溢出體外的鼻涕和眼淚**。

另一方面，沖繩整年高溼度、高氣溫的日子很多，所以沖繩人平常較容易流汗。

當然，或許有人會說：「沖繩很多地方的冷氣都很強。」即便如此，相較於本州人，沖繩人平均流的汗仍是比較多的。

沖繩人即便暫時出現了胃水腫，因為常流汗，體內的水分含量不會增加過多，胃也就不太容易水腫。

沖繩人有這樣的傾向。

但是，我們無法確認「為避免花粉症而前往沖繩旅行」這樣的舉動是否有效。如果該人士體內水分過多，也可能因為沖繩本土植物的花粉而引起花粉症。

想要治好花粉症，最重要的是消除胃水腫；其次是控制體內水分至適當量。用藥控制症狀，或是前往沒有花粉的地區，都只是治標不治本的方法罷了。

「膝蓋痛」的原因也出在「胃」

很多人因為苦惱於「膝蓋痛」而前來尋求我的建議。

這時候，我只會給出一個建議。

沒錯，就是「減少攝取水分吧」。

幾乎所有的膝蓋痛，原因都來自「胃水腫」的水分。

來自胃、通過經絡擴散的水分來到了膝蓋，水腫阻礙了血液的流動，因而造成疼痛。

人的身體有一個原則——**不通則痛**。若就字義解釋，說的就是，**「若不通（流**

通），**就會產生疼痛」**。

中醫學裡，原本就存在「氣」「血」「津液」等能量，如同前述，透過這些能量「運行全身」，讓我們舒暢地生活著。一旦運行的能量阻塞了，就會引發疼痛（若阻塞的情況不嚴重，就會「發癢」）。

從「胃」而來的「水腫」會在身體各處作惡，像這樣的現象，基本上可以用這個「不通則痛」的原則來說明。

又或者有例子是，積存在膝蓋的不是水，而是堆積了未消化完食物的黏稠液體、膽固醇升高後的血液，因而引起疼痛。

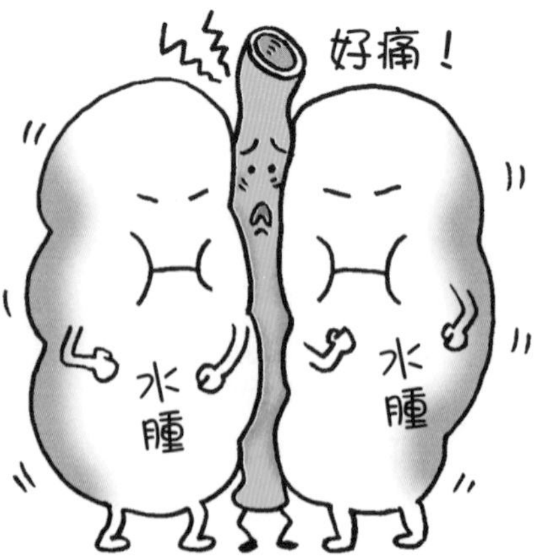

這時候，我們可以透過避免「吃太多」，來改善及消除疼痛（留意不要飲酒過量，也能連帶避免「吃太多」的狀況）。

我們也可以仔細從膝蓋前方或後側等疼痛處，找出更進一步的原因。

若是膝蓋前方痛，因為這裡有胃的經絡通過，原因可能是「胃不好」；如果是膝蓋後方痛，則因為有「腎」的經絡通過，可能是腎臟衰弱的問題。

無論是哪一種疼痛，都能期待透過「減少攝取水分」的方法來解決。

順帶一提，膝蓋痛常見的治療法有一項是補給「葡萄糖胺」。這就是活用「葡萄糖胺會將水凝固成果凍狀」的功效。

積存在膝蓋的水分會因葡萄糖胺凝固成果凍狀，達到緩衝的作用，所以我們會感到疼痛消失了。但這也只是暫時的，而且令人擔心的是，黏性會擴展到身體其他部位，反而會帶來容易發胖的不良影響。

可見得，減少根本原因的「水分」方為上策。

「泡得發脹的內臟」會引發癌症？

若水腫從胃擴散出來，影響其他內臟產生水腫，身體會因而受到損害。

本來應該平穩運作的健康內臟，也會因為我們對胃水腫的置之不理，造成機能損傷、引發疾病，有時甚至還會發展成癌症。

胃水腫究竟會影響哪些內臟呢？這會受到體質及所處環境極大的影響。

例如**在因胃水腫擴散而發生癌症的病例中**，胃一旦水腫，體內的水分會增加，血液會變得稀薄或停滯。

胃淹水之後，水分會開始不斷往身體下方流，除了腳，還會囤積在腹部下方一帶。

這麼一來，大腸（直腸）、膀胱、前列腺、子宮、卵巢等多數器官都會被泡在水裡。

這種狀態可以比喻成是**「暴風雨中地板淹水的木造房屋」**。

不論是多氣派的柱子，若長時間泡在水裡，就會逐漸發霉、腐爛……最終因過於發

脹而倒塌。

也就是說，會「產生癌症」。

要復原地板淹水的木造房屋，只要以物理性的手法清除積水，就能解決問題。

但若是內臟水腫，就無法這麼簡單解決。

因為，囤積在內臟的水分一旦冷卻，脂肪就會如塗層般附著在內臟上，而要除去脂肪是很困難的。

附著脂肪的內臟會維持鬆鬆軟軟的狀態，這種狀態即便是利用外科手術開腹，也無法直接消除。首先只能從體內消除胃水腫開始，逐步且確實地減少體內的水分。

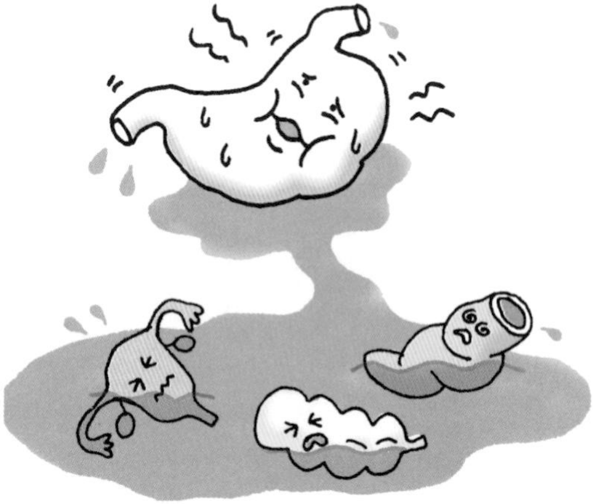

◉不是「只要積極接受健康檢查就沒問題」！

「是不是只要積極接受健康檢查，致力於早期發現就好？」

似乎也有人會這麼說。

但並非所有部位都能夠進行癌症檢查。

其中具代表性的就是大腸。

檢查大腸癌時，要用內視鏡來看。可是**不論多努力，能用內視鏡看到的都只有形成管狀的大腸「內側」。要看到大腸的「外側」，就物理性來說是不可能的。**

所以，絕對不能安心想著：「一旦身體有狀況，檢查時就會發現，所以健康檢查是應對癌症萬無一失的方法。」

隨著年齡增加而衰退的「吸水」能力

超過一定年齡後，隨著年齡增加，全身會開始出現各式各樣的變化。

這是生理的自然現象，不論多健康的人都無法避免。不過，**只要事先做好心理準備，掌握自己身上會發生什麼樣的變化，就有可能延緩老化的速度。**

除了白髮與老花眼等比較容易察覺的變化，想和大家分享**還有一個老化現象是：「吸水能力」會衰退**。

就算減少攝取水分了，胃水腫還是難以消除……

就算運動也不太流汗……

就算流了汗，也只有「身體較低部位」在流……

這麼一來，胃水腫會下移，並十分容易引起內臟疾病、關節痛等「下半身不適」。典型的例子就是目前為止提到的「膝蓋痛」或「（下半身的）癌症」。

◎兩個基準判斷自己是否容易「胃水腫」

請試著定期留意自己身體「吸水」的能力。因為這個能力與是否容易產生「胃水腫」密切相關。

有兩個判斷基準。

第一個基準是**「冒出青春痘的位置」**。

不妨回想一下自己年輕時十幾歲左右的情況。你是否還記得，當初臉上冒出青春痘時，一定是在額頭或臉頰等「臉的上半部」位置？

但是隨著年紀增長，冒出青春痘的位置慢慢變成嘴巴周邊等「臉的下半部」，以及移到胸口等臉下方的部位……是不是這樣呢？

或許聽起來很殘酷，但這毫無疑問是「吸水」能力降低的證據。

第二個基準是**「頭或臉是否會出汗」**。

做完運動，或是結束給身體帶來較強負荷的工作、家事等勞動之後，如果有人出現「頭部大量流汗」的現象，就可以認為其擁有較好的「吸水能力」。即便有胃水腫，程度也很輕微，這可以說與實際年齡無關，是「健康狀態較佳」的表現。

從頭或臉冒汗時，有個很大的效果是「溼熱會從頭部散溢出來」。也就是說，胃水腫會上升，從頭部發散出去。

「從頭部流出汗來，不僅可以消除胃水腫，也能阻止全身的老化。」請這樣想著，並養成「流汗」的習慣吧。關於具體的方法，我將在第3章中告訴大家。

在這之前，我會在第2章先介紹**一個方法，讓大家能確認無法從外部判斷的「胃水腫」狀態**。

第2章

用這個方法簡單掌握「胃的水腫度」

只要看「這裡」，內臟的情況就一清二楚！

你的胃有沒有水腫呢？

此前我們一直反覆說到「胃」的重要性，但要開始關注「自己的狀態如何？」時，即便使用科學的力量直接用肉眼去觀察，也沒那麼容易確認。

當然也有X光及胃鏡等「可用肉眼看」的方法。不過就算不做這麼麻煩的檢查，也還有一種方法可以更正確實際地用眼睛確認胃的狀態。

那就是**「觀察舌頭」**。

以中醫學的用語來說，就是「舌診」。這是重要的診斷法之一，與把脈的「脈診」，以及觀察臉部狀態的「望診」並列。

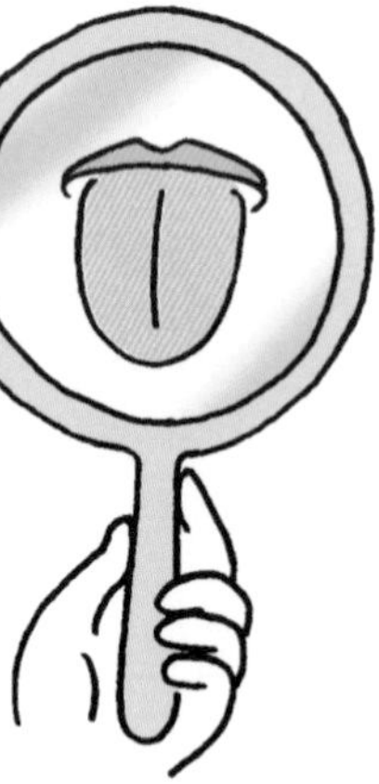

為什麼檢查胃的狀態要看舌頭呢？或許有人會覺得很不可思議。

舌頭與內臟原本就因經絡（頁61）而有著直接與間接的深刻關係。因此，舌頭表面的「外觀」，會即時反映出內臟的狀態。

具體來說，透過檢查舌頭的「顏色」「形狀」「厚度」等，就會像是直接拿起內臟觀察一樣，能了解內臟目前的模樣。

亦即，可以說**舌頭是能即時反映出內臟模樣的鏡子**。

◎「舌頭的外觀」告訴我們「胃」的狀態

我之所以建議進行舌診，正是因為「舌頭」的狀態與「胃」的狀態密切相關。

舌頭是胃通過食道互相連結的器官，因此能反映出胃的狀態。而「胃水腫」則會明顯影響「舌頭的外觀」。

其密切的程度，甚至可以據此做出判斷：「舌頭偏白色時，胃看起來也同樣是白色的」「舌頭上有一粒粒溼疹時，胃的表面也會出現相同症狀」。

例如「一天喝二公升的水、胃無法處理而形成胃水腫的人」，以及「一天喝未滿五百毫升卻是適度水量、沒有胃水腫的人」，「舌頭的外觀」看起來完全不一樣。

而且舌頭的狀態時刻在變化。

如果從舌頭發現自己有「胃水腫」的狀況，只要改善生活習慣，就有很大的機會擊退水腫。只要每天看舌頭，就能察覺胃的變化，再沒有比這更好上手的方法了吧。

完全不需要想得太難。

的確，如果想進行更精確的舌診，就需要更周密的方法。還有一種方法是，「把舌頭分成許多小區塊，對應體內各器官做詳細診斷」。

不過**關於「胃水腫」，只要確認基本的三個重點就好，**而且任何人都能隨時隨地輕鬆做到。

三個檢查重點，找出「胃水腫」

在下列徵兆中，只要符合其中一個，就極可能有胃水腫的狀況，必須盡早改善，例如減少一天內所攝取的水量等。

〔三大胃水腫的徵兆〕

・肥厚
・表面溼淋淋
・有凹凸不平的齒痕

讓我一一為大家說明。

・「肥厚」

舌頭的肉很肥厚，整體看起來發圓、隆起。舌頭的水分、熱、氣很多，呈現肥厚的狀態。因為是充滿元氣的狀態，旁人看來或許會覺得「看起來好健康」，但其實有著「胃水腫」的疑慮。

・「表面溼淋淋」

舌頭表面很溼潤光滑。這已經不僅僅是胃水腫，

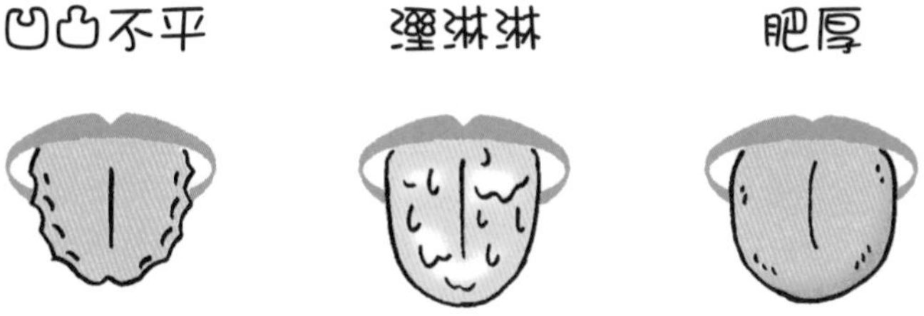

還是胃酸分泌量增加的結果，水腫可能已經擴散到全身。

・「有凹凸不平的齒痕」

因為舌頭膨脹抵到了牙齒，就在舌頭的周圍印上了齒痕，看上去像波浪一樣。這表示胃水腫導致全身處於虛弱的狀態。

◉異狀會出現在「生病之前」

試著觀察自己的舌頭之後，或許會有人發現明顯的異狀。

例如「滿滿的白色舌苔」「長了疙瘩（水疱等）」「有出血」「呈紫色」等。

一旦發生這些情況，依照我的經驗判斷，大多數的例子是除了舌頭以外的部分也出現了自覺症狀，或是已經在就醫治療中了。因此，不要只仰賴觀察舌頭的簡易方法，請前往醫院看病，並遵循看診時醫師的醫囑進行治療。

我希望還沒生病的「未病者」，能特別留意「檢查舌頭」。

也就是說是覺得自己「身體大致健康」，或「似乎有哪裡不舒服」這種程度的人。在大多數情況下，這些人並未注意到自己有疾病根源的「胃水腫」問題。

經常檢查舌頭的狀態，一旦符合「三大徵兆」的其中一個，就務必要留意減少胃的水分。

從今天開始，為了「減少胃中水分」要做的三件事

雖一言以蔽之是「減少胃中水分」，但若過去都沒有特別注意，應該很難想像該怎麼做。

具體做法將於下一章介紹，實際方法則有如下的三大方針：

❶控制水分攝取量。

❷攝取減少胃中水分的飲食。

❸使水分形成水蒸氣散發出去。

❶控制水分攝取量

這是最直接的方法，應該很容易想像。掌握自己「一天的飲水量」，先減少飲水量就好，是最簡單的方法。

每個人因年齡、體質、職業、有無運動習慣的不同，「適量」的飲水量差異也很大，不容易用數值量化，所以建議把舌頭的狀態（頁89）當成觀察的指標之一。

❷攝取減少胃中水分的飲食

在食物當中，有些擁有如海綿般會吸水的特質。「烤茄子」（不是「炸浸」的茄子，而是烤到完全乾透的茄子）就是代表食物之一。

當然不是要大家「三餐都只吃烤茄子」。但只要在常吃的菜餚中加入一道「能吸收水分的食物」，並讓它最先到達胃部，就能期待這些食物強大的「吸水效果」。

我將在第3章會詳細介紹這些食物（頁123）。

❸使水分形成水蒸氣散發出去

這指的是透過運動等方式發熱排汗，或是施加刺激，將胃中水分轉變成水蒸氣的形態後排出體外。

比起「水腫」這類會積存在身體各處的液體，轉變成「水蒸氣」的氣體會更容易排出去，所以可以最大限度活用那樣的性質。

水蒸氣散發至體外時，幾乎都會再度變成液體的形態，例如汗液、鼻涕、眼淚、痰等。

關於讓水腫轉變成水蒸氣的方法詳見後文。在此請大家先記住：「如果不先有意識地行動，水分不會自然而然地轉變成水蒸氣排出體外。」

養成早上「照鏡子」的習慣，就能遠離疾病

養成好習慣，經常檢查「胃是否有水腫」，就能隨時知道自己「攝取水分是否過量」，並立即改善。

有這種習慣後還可能因此即時察覺身心出了問題，並能好好去克服。因此請大家務必養成習慣，每天早上仔細觀察自己的舌頭。

建議觀察的時間點為「起床後吃早餐前」。請盡量每天一次固定在這個時間點「照鏡子」。

尤其是女性，應該大多數在起床後會直接確認「今天肌膚的狀況」。希望大家就像對皺紋、斑點、鬆弛等狀況一樣，敏感地關心每一天呈現在舌頭上的胃水腫徵兆。

◉關心家人的健康，「檢查舌頭」很有效

此外，養成習慣之後也可以關心一下身邊親友的舌頭。同住的人、重要的家人、往來親近的人……只要是彼此相互依賴的關係，不妨試著請對方「讓我看一下舌頭」。

例如，透過每天早上檢查孩子或父母的舌頭，就能對疾病等重大問題防患於未然。

我也建議去看看同年齡層人的舌頭，相互比較，應該就能看出平時在自己舌頭上看不出的特徵。

在此和大家分享一則小故事，來自以前曾來採訪我的一位四十多歲的記者K小姐。

或許因為當時訪談很熱絡，K小姐在採訪時一口都沒飲用擺在桌上的茶，而採訪時間長達約兩小時。

結果怎麼樣了呢？訪問結束後，我看了下K小姐的舌頭，她的舌頭溼淋淋的，含有大量的水分。

即便長時間沒喝水，如果舌頭「表面還是溼溼的」，那就是明顯有胃水腫的傾向。

實際上，K小姐表示她「為了減肥採行限醣飲食，肚子很餓，所以取而代之喝了很多水」。於是我建議她，不要攝取過多水分，而是要採行正確的飲食。

減肥中的人，因為過於在意熱量，很容易在飲食上失衡。為了不讓難得的努力白費，請務必留意自己「當下的狀態」。

只要「沒到這地步」，不攝取水分也OK

我建議大家要注意「控制水分攝取量」時，經常被問到：**「要控制到什麼地步才行呢？」**

的確，應該很多人擔心在炎熱的夏季會出現脫水症狀。

從結論來說，只要符合以下其中一個條件，就表示舌頭已經處於乾燥狀態了。也就是說要停止「控制水分攝取量」，改為「多攝取水分」。

反過來說，**只要沒有符合以下任一個條件，就不需要積極攝取水分。**請大家實際照鏡子自我檢查。

〔舌頭發出「要攝取水分」的訊號〕

A：有些地方可見斑斑點點的白色舌苔。

B：表面可見裂紋（像是水分不足、龜裂狀的麵團）。

C：用手觸摸也沒有水分。

D：觸感像乾燥的手掌般粗澀不光滑。

讀到這裡，可能會有人作出如下反應：

「要忍耐喝水到這種地步，沒問題嗎？」

「過度減少攝取水分，不會引起不舒服或其他問

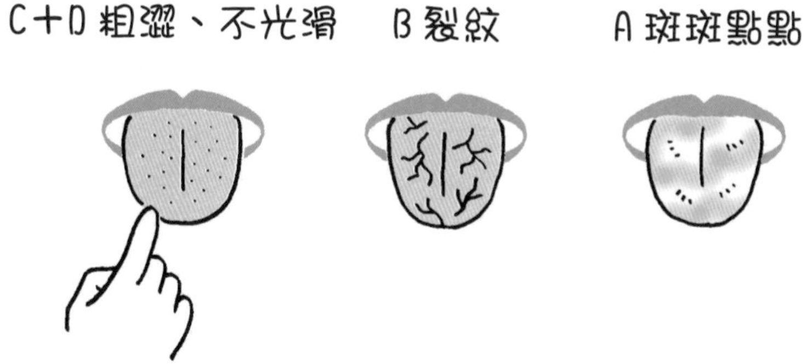

題嗎？」

別擔心。所有人（只要是能自我控制行動的大人）在身體真正需要的時候，自然會喝下需要的水分。

不論意志多強大，多堅定地決定「要少喝水」，只要設定好「例外情況」，例如「既然流了那麼多汗，喝點水也沒關係吧」，身體就會出於本能守護身體。

只要環境沒有特殊限制，基本上應該沒有人會如禁欲般持續忍耐到承受不住或倒下。

此外，**人除了「喝水」以外也能攝取到水分，所有人體內都有「儲備水分」。身體不會如此簡單就沒水了。**

進一步說，就算沒喝水，很多時候，我們也會在無意識中透過食物來補給水分。這也表示，**現代的生活環境確實具備了很多容易「攝取過量水分」的條件。**

更極端地說，假設體內的水分已經囤積到了會引起不適感的地步，只有透過控制水分的攝取量，直到產生「要忍耐到這種程度真的沒關係嗎？」這樣的疑問為止，情況才能真正獲得改善。

第3章

從今天開始立刻養成預防「胃水腫」的習慣

在這一章要教大家養成預防胃水腫的習慣，共分成**「喝的方法」「吃的方法」「運動」**三大範疇。**所有方法都可以在日常生活中進行**。請從覺得容易做到的試試看。

預防「胃水腫」的喝水法

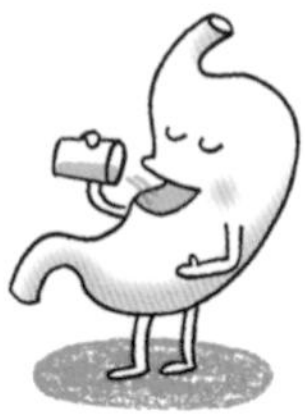

這是第一個預防「胃水腫」的習慣。「喝水法」的原則非常簡單。

一言以蔽之就是：**「別在胃中積存過多水分」**。

為了在無意識中也能維持這樣的狀態，該如何考量及行動呢？──我將一一告訴大家各種訣竅。

中醫學稱水分囤積胃中為「飲」。「飲」和西醫所謂的「胃脹」幾乎是一樣的意思。

中醫典籍中常會出現「溜飲」這個詞，指的就是「飲」「積存」的狀態。因此，「去除溜飲」就是痛快消除胃脹或不適的症狀，也就是「瞬間散去心中的鬱鬱寡歡」之意。希望大家能持續保持在「舒暢的狀態」。

為了不讓過多水分積存在胃中，不要喝到「超過自己能處理的量」。

但是很遺憾的，我們體內並沒有裝設飲水過量的警報裝置，必須自行判斷「要是再喝下去就糟了」。

許多人會仰仗經驗法則作為判斷基準。

但學校不可能教導我們這種基準，而且只要不是在進行特殊檢查或生病時，我們也很難留意到水分的攝取量。

即便是會影響身心狀態的一大因素，但我們通常對於「自己能處理的水量」並不在意。

所以希望大家要先保有這樣的問題意識。

試著稍微減少「飲水量」

一開始，先試著稍微減少「一天喝水的總量」。

自己一天到底喝了多少水呢？可以試著利用保特瓶裡的水來推算。

這麼一說，大概又會有如下回應：

「請用具體的數值告訴我理想的飲水量。」

到目前為止，我曾前往日本全國各地演講，也接受了許多媒體的採訪，一旦談到「水分攝取過多」，人們都會異口同聲要求我給出「範例數值」。

認真熱切的態度是很棒，但認為「有範例值」的想法，或許在根本上就有問題。

◎不可以把「範例值」當目標

就和自然界中沒有「這才是唯一正確」的基準一樣，**水的攝取量也沒有明確的「範例值」**。你有專屬於你的適當水分攝取量，這關乎性別、年齡、體質、職業和生活方式，每個人都不一樣。

而能夠跨越那樣的差異、正確判斷適量水分的基準，就是我在第2章向大家介紹的**「舌頭自我檢查」**。

自我確認過舌頭狀態之後，胃水腫情況較嚴重的人，可以先評估自己的身體狀況，一邊調節「飲水量」，同時觀察狀態是否有改善或消除。

當然，如果看不出有胃水腫的傾向，維持原本的生活習慣就好。

在日本，很容易以「範例」或「標準」為目標展開「優等生」式思考。

其實只要「做自己」就好。如果想要比較，就和過去的自己比較，也就是以**「和自己比」**來思考。

想減少飲水量時，建議採取像「比以前少一口」「試著控制只喝一杯」這樣，以「和自己比」來作為基準。

「沾溼」OK，「積水」NG

大口喝水時，請試著想像如下場景：

「久雨過後，即便想引水出去，也會因到處都是積水而導致農地排水不佳。」

這是以前降下破紀錄的大豪雨之後，我在自家菜園中實際看到的景象。

因為是在收穫期前，我擔心著蔬菜能否順利收成。

此外，我看著菜園中「淹水」的農地，不禁心想：「很多人的胃是否也像這樣泡得溼漉漉的……」

當水分滲入整片農地，土壤會變得飽和，不論澆再多水也無法滲透進去。

對農作物來說，這樣的狀態非常危險，因為很快就會引起根部腐爛等問題。

有趣的是，豪雨過後好幾天，「農地水分飽和」的狀態仍然會持續著，即使是人也無能為力。

「胃的水分飽和」也是一樣的。

胃一旦飽和了，就算攝取了新水分也毫無意義，甚至反而有害。

當然，口一定會渴，所以我們不可能把攝取的水量降到零，但可以只喝最低限度的水就好。

話說回來，胃一旦水腫，鼻涕、打噴嚏、過敏症等不適症狀常會同時發生。這就是身體發出的訊號——「水已經夠多了」。

只要適當減少飲水量、消除胃中積水，就不會出現這些症狀。

只因為自己飲水過度就引發諸多問題，而為了解決問題，還得浪費許多寶貴時間與無謂的金錢……所以首先，我們必須察覺這種自己點火又自己救火的狀態。

請停止「不經意喝水」這種事！

讓我們來驗證一下，讓所有人都不禁點頭說「我也常這樣！」的「不經意喝水」日常。

「不經意喝水」日常的第一名是**「起床後喝杯水」**。

不少人習慣早上起床後喝一杯水。可是，我很懷疑大家是否理解喝水的意義。

若仔細思考「起床後喝杯水」的意涵，指的應該是喝少量就好。但由於是「喝杯水」，有很多人就直接一口氣喝光滿滿的一杯水。

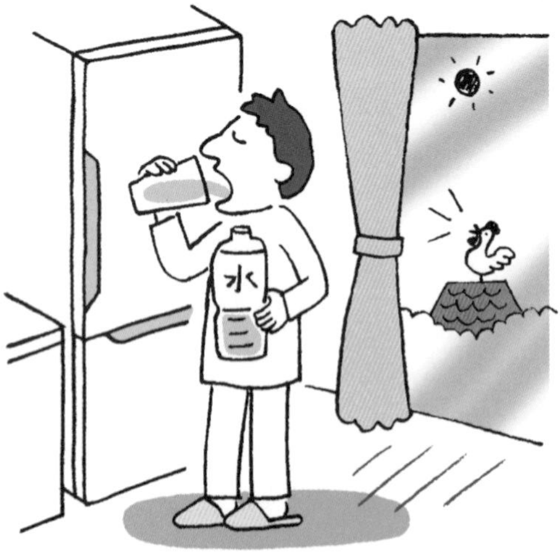

「起床喝杯水」的主要作用在於滋潤睡眠中變得乾燥的喉嚨及口腔。

一旦喉嚨或口腔黏膜過於乾燥，空氣中的細菌就會進入體內繁殖，引發疾病。

因此，**只要「能滋潤的程度」就夠了**。

我也聽過「起床喝杯水可以刺激內臟、幫助清醒」這樣的說法，但一只玻璃杯的水怎麼想都太多了。

「不經意喝水」日常的第二名是**「工作中不斷喝水」**。

有些人從事文書工作，待在空調很強又舒適的辦公室內，幾乎不會流汗。也因為處在這種環境，一小時內就會喝上好幾次馬克杯或保特瓶裡的水及飲料。有時一天就喝掉

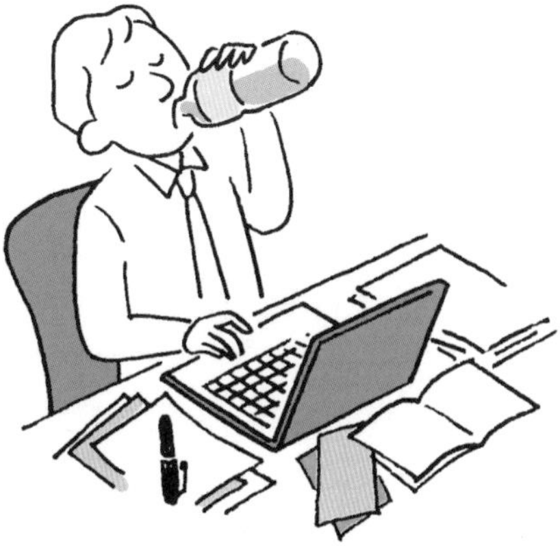

好幾瓶。說不定這就是商務人士典型的工作模式。

「午餐後，為了維持下午的幹勁，會喝咖啡或買喜歡的飲料來喝。」

這樣的人似乎很多。

因為身旁許多人都習慣如此，大家可能會想：「我根本沒注意到自己喝太多水了。」然而這很明顯就是一天攝取了過多的水量。

此外，**常喝保特瓶飲料的人也常會有個習慣：「喝完後再丟」**。這是很棒的心態，值得尊敬，但這也會讓我們「加速攝取過量水分」。

「不經意喝水」日常的第三名則是最危

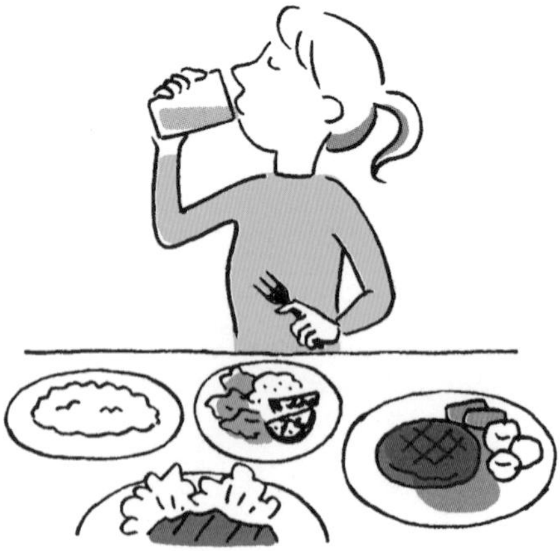

險的**「吃飯時牛飲」**。

水流到胃裡後，胃酸會變得稀薄，消化能力也會下降。因此「用餐時頻繁喝水」的飲食方式非常糟糕。

此外，有些人會以喝水代替「咀嚼」，趁勢吞下食物。或許本人沒有意識到，但這樣容易導致消化不良。不咀嚼食物就吞下會增加胃的負擔，對胃來說是相當困擾的行為。

大家在外食時或許會覺得說，如果桌上放了一杯水，「要喝完才有禮貌」。但當你優先關注自己的健康就會知道，硬是把水喝完可是一點好處都沒有。

運動完，在「喝水」前先「冷卻身體」

有些人在運動後補充水分的模樣，可以用「拚命灌」（通常「拚命」這個詞比較常見於形容喝酒……）來形容。

如今說起來有些羞愧，但我在學生時代也是會在運動後一口氣喝下「兩公升保特瓶裝」的運動飲料。

也就是說，當人這種生物順著欲望而活，連兩公升的水，都有辦法一口氣喝完。

當然，我這種「運動後灌水」的模式已經是二十年前的事了。也許是因為當時還年輕，即使一個禮拜這樣灌好幾次，也沒有引起什麼健康的問題。

隨著年齡的增加，我逐漸深入中醫學的世界，並一改過去的做法，成功找到能順利緩解運動後「口渴」想喝水欲望的方法，也就是：**「喝水」之前先「冷卻身體」**。

這個方法很安全又有效，在此推薦給大家。

運動後不妨先淋個浴，降低身體的熱氣。

理想的水溫會隨著季節與氣溫不同而有所差異，只要能讓人感覺到「冷」就可以。之後我會量體重（在運動前也會先量一次），因而得知實際「運動流汗」的量。結束「淋浴」「量體重」等一連串過程之後再喝水。

按照這個順序喝水，能很不可思議地抑制水分的攝取量。

身體因運動產熱，一旦變熱，本能會想著「必須冷卻下來」而喝水（證據是沒有人在運動後想喝熱飲）。從外部降溫到一定程度之後，身體就不會迫切感受到要冷卻下來的必要性，只剩下「口渴」的欲望。

運動後，如果有能淋浴的環境，請務必試試這個方法。

瞬間消除「想喝欲望」的喝水法

「總是隨身攜帶裝有水或清涼飲料的保特瓶。」

你周遭是不是也有這種「準備妥當」的人呢？

經常帶水的人是有著「口渴時，若無法立刻獲取水分會很麻煩」這類念頭，「有先見之明的人」。

但諷刺的是，這個優點反而助長了「胃水腫」。隨身帶水的人常在不經意中「水分攝取過多」。

若能掌握接下來介紹的「喝水訣竅」，**就可以擺脫「隨身攜帶不必要的水」，更能有助於預防胃水腫**。

這是很有效的喝水法，即便長時間無法獲得水，也能止住喉嚨的渴。追溯起源，據說是「從世界各國軍隊及日本自衛隊傳承下來的」，足見其成效。

話雖這麼說，方法卻驚人的簡單，完全不需要特殊的能力或技巧。

因為只需要**「把水分積存在舌頭下」**。

〔瞬間消除「想喝欲望」的喝水法〕

①在口中含少量水（或茶），使其積存在口腔底部（下顎底／下方齒列內側部分），以及舌頭內側空間（不要喝下肚）。

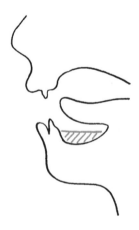

②在①的狀態下，盡可能長時間積存。在這段期間，想像下方齒列內側有水滲透、滋潤流入的情景。

POINT 如果讓水流向舌頭表面或深處，反射性會想吞下去，所以務必注意是要讓水流入舌頭內側。

這個方法也有**替代方案。要是沒有水的話，可以用「唾液」代替，按①②的順序積存在口中即可。**不可思議的是，這麼做之後，即使長時間下來也不會感到口渴。

「預防胃水腫」的五大推薦飲料

你每天都喝哪些飲料呢？日常攝取的水分種類非常重要。

我們前面說的都是「水」或「水分」……但這麼說只是便宜行事。其實在考慮解決「胃水腫」的對策時，最不推薦的就是「水」。不論是多知名的礦泉水、飲水機的水還是高價名水都一樣。

原因是：「水難以止住喉嚨的渴」。

水的滲透性太強，會迅速進入體內，因此喉嚨會一直感覺渴。

所以我反而推薦「有些調味的飲料」或是「喝起來口感好的飲料」。喝有調味或口感好的飲料會讓人有滿足感，也較能有效止渴。

話雖如此，我並不推薦加了糖或鹽的清涼飲料。

就算三餐吃得很健康，若常喝這些飲料，也會對血糖值、血壓產生極大的影響。我在學生時代也常喝很甜的運動飲料，還一度出現高血壓。

很多人會以「預防、避免中暑」等冠冕堂皇的理由而常喝清涼飲料，但我們要警惕的是這些飲料的「調味」程度。

書中提到的「有些調味的飲料」，指的是原料自然的甜味。

此外，選擇飲料時要考慮溫度。冷飲會麻痺喉嚨的感覺，夏天尤其如此，只要喝下冰涼的液體，喉嚨就會感覺「好舒服」。

因此，**最該避免的飲料就是「冰水」。只因為喉嚨舒服就很容易不小心喝多了，反倒意外地無法止住喉嚨的渴。如果還經常喝，那就更容易形成胃水腫。**

那麼，到底要喝什麼才是「正確答案」呢？讓我具體介紹如下。

★★★

最推薦的前五大飲料是**1**「咖啡」、**2**「黑豆茶」、**3**「蒲公英咖啡」、**4**「玉米鬚茶」、**5**「魚腥草茶」。

1 咖啡

咖啡有「排水作用」，其珍貴的作用是能擠出、排出附著在組織中的水分。

此外，咖啡還有「降水的效用」。咖啡會降低積存在頭部的溼熱，緩和腦中模糊的思緒，或是改善頭痛，能一口氣解決頭部的不適（頁69），是思考時的絕佳良伴。

要注意的是，以碳火烘焙的咖啡或濃縮咖啡等苦味強烈的咖啡瀉下作用（「排水作用」與「降水作用」）很強，舌頭會像被絞緊一樣失去水分，反而增加喉嚨的乾渴。

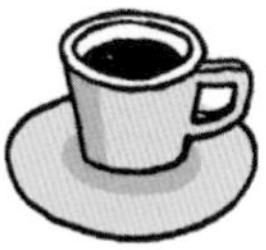

2 黑豆茶

黑豆屬於「有顏色的豆類」（頁128），黑豆製成的黑豆茶極富利尿作用。購買乾燥的豆子或炒過的黑豆，然後直接烹煮，就是一道「自製黑豆茶」。市面上也販售有方便沖泡的茶包。

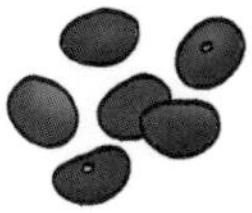

3 蒲公英咖啡

蒲公英這種植物，即便在缺乏水分的土壤中，也能找到水分活下去，性質是「熱愛探尋水分」。因此飲用「蒲公英咖啡」時，它會「吸出」體內多餘的水分後排掉。

蒲公英咖啡有即溶包，也能自製。將野生的蒲公英根部洗乾淨，澈底乾燥後煎煮即成（就衛生上考量，建議採集生長於寵物不會踏入區域的蒲公英）。

4 玉米鬚茶

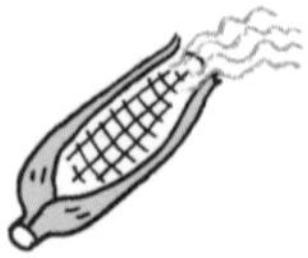

玉米鬚有集水的作用，可以將「水分平均送達每一粒玉米上」，即便在炎熱的夏季中也一樣。

因此「玉米鬚茶」有匯集體內水分並排出的效果。市面上也販售有寶特瓶裝的此類飲品。

5 魚腥草茶

魚腥草有很強的毒性，但進入人體後難以被吸收，反而「容易腹瀉」。我們可以巧妙藉助其毒性來消除身體的水腫。可以想像成是排出腸道宿便的感覺，排出體內多餘的水分。

但飲用過多魚腥草茶會阻礙身體吸取養分，讓身體變得衰弱。因此請注意飲用量，不要喝太多。

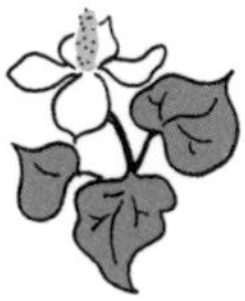

取代喝水的「祕密招數」——吃番茄

我們往往會因為口感好就牛飲「冰水」。在此介紹「吃番茄」這個祕密招數來取代喝冰水的行為。

蔬菜、水果的水分含量非常多，一旦攝取過多會引起胃水腫（頁45）。

透過吃番茄來取代水分攝取時，請記住吃少量就好。如果大口大口地一次吃下兩、三個，那就是本末倒置了。

〔吃法〕

①將一顆番茄縱切成六等分。

②食用分切好的番茄。

③用舌頭把番茄的種子推挪到臼齒處。

④感受口腔因番茄種子的苦而分泌出的唾液。

⑤收集唾液，並推到舌上（吞下去後會緩解原本的口渴）；或是在口腔底部（下顎底／下齒列內側部分）與舌頭內側的空間貯存唾液。

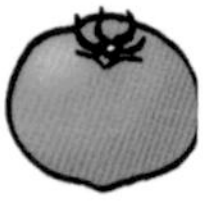

為什麼在多數蔬菜果中我特別推薦番茄呢？

原因和**食材的「靈魂」**有關。

番茄的特質是會在「雨季」（有水分潤澤的時節）時貯水在內部以備「乾季」（乾燥時節）利用。

「為了在乾燥時節潤澤自己及其他東西，先在內部存好足夠的水」——番茄正是有著如此堅強靈魂的蔬菜。因此人們吃了番茄之後，就能有效緩解口渴狀態。

不過，我並不建議以原料同為番茄的「番茄汁」來取代水分。即便包裝上寫著「一〇〇%濃縮果汁還原」，也只有「多汁」的甜味與口感。可以想成是「幾乎不剩番茄『靈魂』」的飲料。

「有出才有入」，先輸出是基本

攝取水分的基本心態是：「有出才有入」。

也就是說，我們要先完成將體內水分以「尿」或「汗」等路徑排出的「輸出」，再來喝水（「輸入」）。

別說是胃了，我們全身上下都會因為水分過多而出現水腫、溼熱等狀況……在這樣「輸出不全」的狀態下喝水（「輸入」），只會助長「胃水腫」，絕無益處。

以下舉個切身的例子。

例如家庭餐廳的「飲料吧」，經常會看見客人取用好幾杯飲料，包括看起來很甜的果汁、碳酸汽水、咖啡、綠茶等等……

雖然我不認識對方，也不禁擔心：「這樣一直輸入沒問題嗎？」

如果是十幾歲或二十幾歲精力充沛的年輕人，我還不會那麼擔心。畢竟他們的新陳代謝旺盛，常流汗、長青春痘，就算攝取水分過多，也有足夠的「輸出力」。

但是過了三十歲之後，「輸出力」會逐漸衰退。

先不論有運動習慣或是經常從事勞動工作的人，沒有前述條件的人**若以年輕時的感覺持續「輸入」，就很容易造成胃水腫，體內水分也會過多。**

至於要如何檢查自己輸出的能力，則是我們在第2章向大家介紹過的：檢查你的舌頭（頁89）。

◉要預防胃水腫，應該吃「米飯」還是「麵包」？

輸入時也要注意，有些食物即便外觀看起來不是「液體」，也含有大量水分。

除了第1章說過的「水果」（頁45），「米飯（白米）」也是富含水分、需要注意的食物。

或許大家聽到「米＝水分多」會覺得很意外，但其實米從外觀上就看得出來，是一種比麵包還容易吸水膨脹的食物。

在防止「胃水腫」的意義上，與其吃「米飯」，建議改吃「麵包」（不過甜麵包或配菜麵包的糖、鹽分過多，這點較令人擔心，建議選擇原味麵包）比較好。

預防「胃水腫」的吃法

預防胃水腫的「喝水法」，不論哪種都要靠自我節制，也就是以「這樣喝才不會喝太多」的方針為主。

但是，節制飲水需要強韌的意志力。畢竟「控制飲水量」說來簡單，實行起來並不容易。

因此在吃法上，也要一併來**預防「胃水腫」**。

預防胃水腫的「吃法」，說起來就是「加法」的概念，也就是「巧妙運用食材，將胃的熱氣與水分排出體外」。

但是要注意，不要採取過於嚴格減少攝取水分的方式，如此一來反而會導致壓力過大。建議大家一邊享受飲食，一邊慢慢改善，才能避免挫折感或反彈，真正達到消除胃

水腫的目的。

接下來我將告訴大家該選擇哪些食材，以及適合的食用方式。

選擇能預防「胃水腫」的食物

食材有各式各樣優秀的功能，例如讓水容易排出的「腹瀉」功能、吸水的「吸收劑」功能、清掃胃部的「洗潔劑」功能……

對許多人來說，接下來要登場的食材故事，或許當中有很多都是頭一次聽到。但若是從中醫學的角度來看，在某種意義上來說則是理所當然的事。

請大家務必以此為契機，試著深入了解這些在發源地中國傳承兩千四百年以上的觀念，相信將能夠更加理解「胃水腫」的機制。

說起來，我們做菜或在餐廳點餐時，大多會注意一下營養均衡，但幾乎沒有人是從「預防胃水腫」的觀點出發。

但就算以「預防胃水腫」為飲食的優先考量，也會自然而然地攝取均衡的營養。

此外，因為調整成「顧胃飲食」，即「容易消化的飲食」，也能避開肥胖及身體的各種不適症狀。

我將依如下三個重點介紹推薦的食物。

〔飲食中預防「胃水腫」的三個重點〕

①容易排水的食物

②會吸水的食物

③不容易留在胃裡的食物

A好「通過」的食物

B容易消化的食物

C能清掃胃部的食物

①容易排水的食物

以消除「胃水腫」為目的時，不要讓自己對食材的想像受限在「產自農田的農作物」這類制式思考中，而要用「農地孕育而生的孩子」這樣充滿情感的眼光來看待食材。

瀏覽超市購物架上的蔬菜時，可以做出如下的想像：

「這孩子會對胃水腫有怎樣的影響呢……」

在藥膳（以中醫學理論為基礎，融合食材與中藥的料理）中，有著「食材中棲宿著靈魂」的概念。不妨想成接下了貴重的「靈魂」，享用而「成為自己的糧食」就好。

這裡所謂食材的「靈魂」，是超越「營

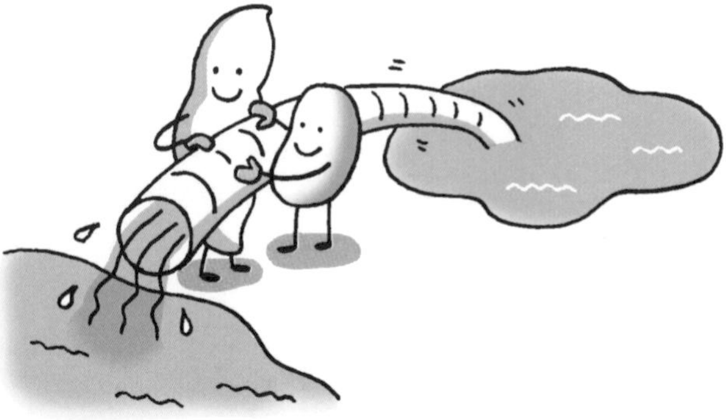

養」這種部分的概念，是一種更大規模的能量體。

當然，依食材種類不同，對「靈魂」的期望也各有差異。

它至今是在怎樣的境遇（環境）中所培育出來的呢？只要馳騁在食材從出貨來到市場一連串經歷的想像中，就會知道食材能帶給你什麼樣的寶物（功能）。

◎每一個食材都有被賦予的「使命」

有的食材擔負著「容易排水的使命」而誕生於世。這些食材能夠幫助我們輕鬆排出胃中的積水。

正式來說，就是「有利尿功能的食材」。這種說法確實說到了這種食材的其中一個面向。

但我還是希望大家在看待食材時，不要受限在科學式的描述中。

誠如日本人在吃飯前會說「我開動了」，自古以來，我們就承繼了「食材中棲宿著靈魂」的想法。

換作中國思想，則是更具邏輯性的思維，例如「因為是在具備○○條件中所培育出來，所以有著『幫忙做△△吧』的祈願」，像這樣為食材下定義。我們沒有不活用先人智慧的道理。

★★★

我要介紹容易排水的代表食物就是1「白蘿蔔泥」、2「有顏色的豆類」、3「葫蘆類」。只要攝取這些食物就能遠離胃水腫，可說是三大「保證食材」。以下讓我一一為大家說明。

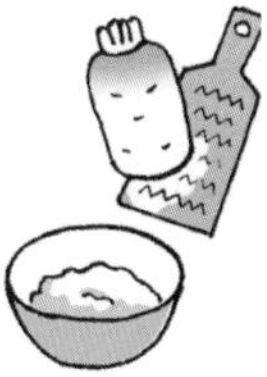

1白蘿蔔泥

「白蘿蔔泥」有「搬運水分的作用」，因此有消除水腫的效果。

將白蘿蔔泥放入胃這個「鍋子」裡時，胃會變得像雪見鍋一樣。當沸騰的鍋子冷卻下來之後，就能消除胃水腫。大概像是這種感覺。

不過「煮的白蘿蔔」與「生的白蘿蔔泥」作用完全不同。生的白蘿蔔泥才有「搬運水分的作用」，這點要特別注意。

2 有顏色的豆類

「有顏色的豆類」指的是顏色較深的豆子。在本書中尤其是指「黑豆」「紅豆」「毛豆」「四季豆」「脆豌豆」「咖啡（豆）」（飲用）這六種豆子。並不包括黃色的鷹嘴豆、大豆、熊貓豆等。這六種豆都有消除水腫的功用，務必多加攝取。

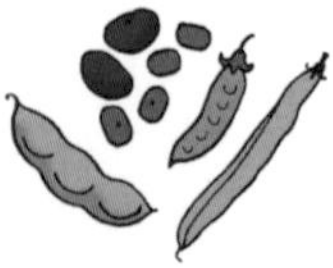

3 葫蘆類

「葫蘆類」指的是小黃瓜、南瓜、冬瓜等葫蘆科的蔬菜。

「葫蘆類」的特徵是富含有利尿作用的「鉀」，能有效將水分從體內排出。體內水分減少了，就能有效消除胃水腫。

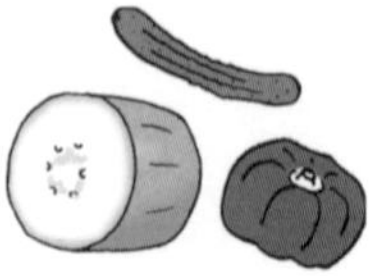

「葫蘆系」的蔬菜本身多汁，或許有人會覺得「這不正是導致胃水腫的直接原因嗎？」但請不用擔心。這些食材也同時兼具優秀的吸水性。

例如想將小黃瓜沾味噌吃而切成圓片狀。

之後因吃不完而用保鮮膜包起來放進冰箱，隔天拿出來一看，出乎意料地，切成圓片狀的小黃瓜已經彼此緊黏著難以分開。

這是因為小黃瓜彼此間吸收水分而導致的。小黃瓜就是有這麼高的吸水性。

②會吸水的食物

有些食材擁有海綿般的強大吸水性。

當然，要每天吃這些食材並不實際。但不妨試著在當日菜餚中添上一盤使用高吸水性食材烹煮的料理，並在飯前先吃一口。

這些食材會吸收隨後進入胃中的食物水分，有助於預防及消除「胃水腫」。

不過，也不能忽略料理的手法。

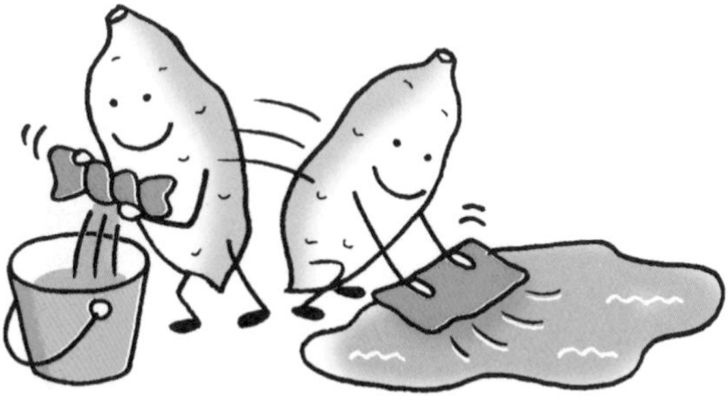

不論吸水能力多好，若是料理成「天婦羅」「油炸」之類的炸物或是清炒，會因為已經吸附了很多油脂而難以再吸收水分，大大降低吸水效果。

「慢燉」這種燉煮料理也一樣，在生食材之外又增添水分，反而會助長胃水腫。基於相同原因，也不建議把這些食材拿來作味噌湯或湯品的料。

調味時也要注意。

不論是多簡單的調理，若調味濃烈，喉嚨會因乾渴而攝取必要以上的水分。因此請不要使用過多的調味料或醬汁。

◎有沒有「想像」，效力不同

最後要告訴大家一大重點。

要期待食材實際在胃裡「消除水腫」，不論是在烹煮還是品嚐時，都請試著強烈想像該食材的功用。

一邊具體想著「吃下這個△△，就能吸水」，同時盡可能鮮明地想像那樣的場景。

像這樣運用大腦的想像，就能減少用餐時的牛飲、增加咀嚼次數等，不知不覺中朝著顧胃、消水腫之路前進。

大腦無法同時接受相反的兩件事。

例如一邊想像「希望能吸水」，一邊又拚命喝水，大腦會察覺到異樣的「矛盾」而感到不適。

另一方面，想像「希望能吸水」，並帶著期望做出相符的舉動時，大腦就會積極採取「減水」行動。

因此，強烈地想像「現在，△△會吸水」很重要。

★★★

會吸水的代表食物有：1「烤茄子」、2「地瓜」、3「蕎麥麵」、4「臺灣薏苡」、5「植物性鍋巴」。我們一個一個來看吧。

1 烤茄子

茄子也是高吸水性的食材。前面已經提過，如果做成「炸物」「炒物」，或是「燉煮」、當作「味噌湯的料」都是NG的。因為這些料理手法將幾乎無法活用茄子難得的吸水性。

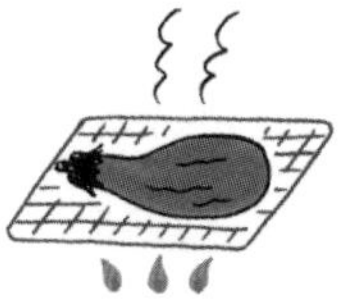

而烤茄子可說是茄子的最佳調理法。

不妨想像，茄子在火中烤得酥脆乾透，然後進入胃裡——此時你腦中是否有浮現出茄子轉眼間吸光水分的模樣？

2 地瓜

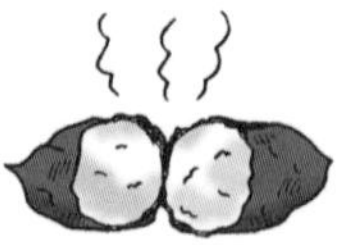

地瓜的吸水力也相當出類拔萃。和小黃瓜一樣，把它切成圓片狀靜置一段時間後，地瓜片會彼此相黏，難以分開。

在料理的手法上，請大家重視「是否保留吸水性」這一點。雖然吸水能力高，但能吸收的水分量並沒有那麼多。這點和前面提到的茄子一樣。

因此以烤地瓜這種「燒烤」調理法最合適。

3 蕎麥麵

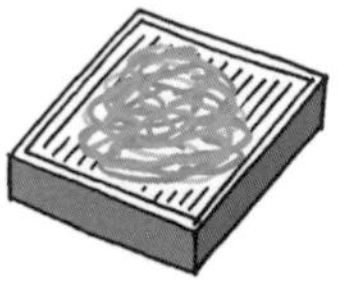

眾所周知，蕎麥能在荒地或寒冷地帶栽種。或許正是反映這樣的特質，蕎麥一旦用水燙過就會覺醒，能夠吸收大量水分。

為了最大限度活用這樣的特質，最適合的吃法就是加入少量醬汁或麵醬的「冷麵」。不過，食用時搭配鹽分較多的沾醬會感到口渴，反而會成為多喝水的原因，建議不要吃過量。

4 臺灣薏苡（薏仁）

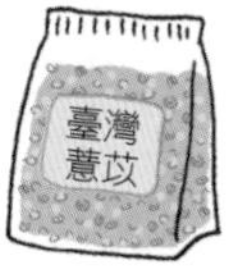

據說臺灣薏仁「楊貴妃為了美容也吃過」。薏仁具有強效的利尿作用，能排出體內水分，在現代也是關注美肌群體間非常受歡迎的食材。可以在販賣五穀雜糧、天然食品等實體店家或電商買到。

最極致的吃法是：「在水中泡一個晚上，隔天和米一起煮。」不過，因為排水與帶走身體熱能的效果很強，不建議孕婦或可能懷孕了的女性食用。

5 植物性燒焦物

「炭」以作為調節地板下溼氣、具有高吸水力的材料而廣為人知，並因擁有許多健康功效而頗受注目，最近甚至有「食用類碳」上市。

和這類商品具有同樣功效的是「植物性燒焦物」。

食用植物性燒焦物時會以胃為首，吸除體內的水及溼氣。不只如此，優秀的吸附力還能吸附體內的老廢物質後排出。

或許有人會擔心「燒焦物」有致癌性。事實上，有致癌性的只有「動物性燒焦物」。

「動物性燒焦物」是難以消化的「蛋白質燒焦物」，容易積存在體內硬化，轉變成致癌物。

另一方面，**「植物性燒焦物」能順利消化、分解，轉瞬間就能排出體外。因此不用擔心會致癌。**

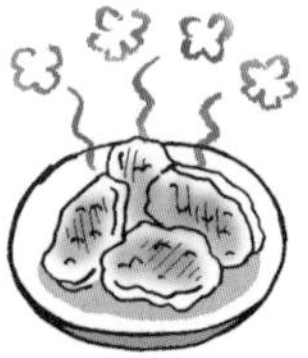

「蕎麥過敏」就是這樣發生的

接著來談談前面推薦的吸水性食材「蕎麥」。

蕎麥與各種食材相比，吸水性都相當出類拔萃。

用熱水煮過之後，才放入淺筐中五分鐘，「一回神就發現，麵都黏在一起結塊了」……大家有過這樣的經驗嗎？

為什麼麵會黏在一起呢？這是因為蕎麥的吸水性太高，結果「連空氣中的水分都吸收了」。

即使如此，蕎麥還是保持著其卓越的吸水性，進入胃裡後也持續貪婪地吸著水。對於想消除胃水腫的我們來說，這一點實在非常讓人感謝。

但是要注意。

只顧著急速吸取胃中水分的結果，可能會引起身體些微的不適。

就不同體質的人來說，若是胃中「熱」過多的人，在胃這個「鍋子」正咕嘟咕嘟高溫調理時，單單只有水分被抽出，鍋子會變成「空燒」的狀態。

胃一旦處在「空燒」狀態，散發出的能量（水蒸氣）就會不斷往上移動。然後引起急性症狀。

例如水蒸氣上到喉嚨會引起水腫，變得呼吸困難；臉上水（水腫）過多的人，再加上熱，就會異常腫大。

或許已經有人注意到了，這就是「蕎麥過敏」。若被診斷為「蕎麥過敏」，並明確知道「自己的胃熱氣過多了」，最好節制蕎麥的食用量。

不過若搭配某些食物一起吃，就能預防鍋子的「空燒」。例如白蘿蔔泥有降低熱氣的功效，「白蘿蔔泥蕎麥」就能抑制發熱現象。

換個說法來說，蕎麥這個食材的吸收力就是如此強效。在消除胃水腫的飲食規劃上，最理想的情況是明確知道食材在體內的作用，並有效利用。

③難以殘留在胃中的食物

應該幾乎沒有人會在考量飲食內容或購買食材時，以「是否容易殘留在胃中」作為標準來挑選。

不過，如果能盡量讓挑選的食材或餐點是「難以殘留在胃中的食物」，就能減少胃的負擔，將消化的能量運用在其他方面。

雖然很少人注意到，但人類在維持生命運作的過程中，負擔最大的就是「消化」。若要追根究柢起來，「少吃」比「吃太多」對身體有益。

即便如此，突然向一直以來都是隨便吃、吃到飽的人推廣「少吃的好處」，要這些人實踐起來也是極為困難。

大腦就算自覺「吃太多會變胖」，還是有許多人會因壓力等苦衷而無法控制地吃太多。

我們不妨試著稍微改變想法。

覺得「嘴好饞，想吃點東西」「現在只有吃能轉變心情」時，希望大家不要選擇市售的高熱量零食或甜點，改以下面列舉的「難以殘留在胃中的食物」為主。

具體而言，「難以殘留在胃中的食物」分為以下三種：

〔難以殘留在胃中的食物〕

A 好「通過」的食物

B 容易消化的食物

C 能清掃胃部的食物

藉由改變吃的食物，就能消除胃水腫、改善肥胖，甚至遠離疾病。

而且消除胃水腫之後，大腦清晰的時間會變長（頁60），做事情會變得更有效率、更得心應手。

難以殘留在胃中的食物——A
好「通過」的食物

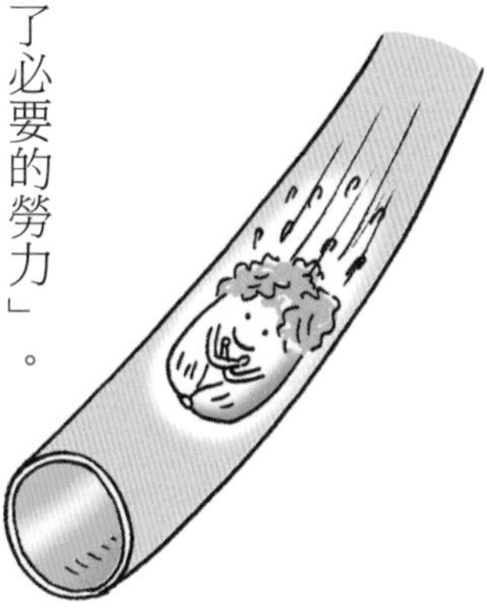

好「通過」的好處，直截了當說就是「在消化上省下了必要的勞力」。

身體不會吸收「沒消化的食物」，而且會以糞便的形式直接排出體外。也就是說，這些食物讓你獲得「吃飽了！」的滿足感，卻不會給胃帶來負擔。而且隨種類不同，也有進入胃裡之後能帶走熱的食材。

就胃的立場來說，好「通過」的食物可以讓它「不用工作」，並能對它說「立刻給我出去！」甚至「帶走了熱」（減少對水分的渴求），是很讓人感謝的食物。

另一方面，食物停留在胃中等待消化的時間愈長，就愈會增加「胃水腫」的風險。只要胃裡有食物，胃就不得不活動，並會持續分泌胃酸。「只要鍋裡有食物就必須開火」，胃本來就具備像這樣自動點火的開關裝置。

麻煩的是，鍋子一旦點火，就會開始渴求「食物不要斷絕」。即將大展身手的鍋子

（胃）心想：「要是空燒就麻煩了。」。

因此，胃會傳遞訊號給大腦：「請持續運送食物進來，避免空燒。」

這就是「肚子明明很飽了，還是會燃起食欲」的原因，最後在不經意間就會「愈吃愈多」。

為了不陷入惡性循環，一開始就選擇「難以殘留在胃中的食材」，也就是好「通過」的食物是最佳做法。

★★★

說起好「通過」食物的前三名是：1蒟蒻絲、2高麗菜、3白菜。

1 蒟蒻絲

吃「蒟蒻」不容易胖這件事廣為人知，「蒟蒻絲」更是難以發胖的食材。如果你是個容易「吃很快」卻想減肥的人，只要把蒟蒻絲當作麵線咻咻咻地吃下肚，就能達到一定的減肥功效。

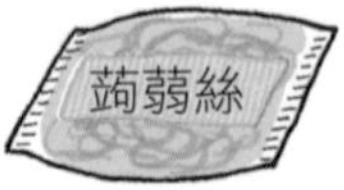

蒟蒻絲有兩大好處：

第一是進入胃時會消除胃的熱度。

第二是就算進入腸道也不會被吸收（優點是不讓胃或腸道周圍發熱）。

也就是說，吃蒟蒻絲會發生什麼事呢？答案是：只會幫忙消除胃中的熱。因此，我強烈推薦大家挑選這個食材（但塊狀的蒟蒻無法達到蒟蒻絲的效果）。

2 高麗菜

高麗菜能抑制胃中的熱，不過必須切得很細。理想的調理法是「切成細絲」。試著想像如下的情況，就能理解這個原理。

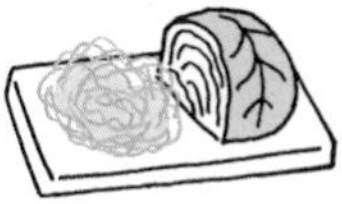

將「雞肉」「胡蘿蔔」「高麗菜絲」一一放入點了火的鍋中，並比較三者的變化。熱度下降最多的是哪一個？

「雞肉」會因為雞的脂肪而讓鍋子變得更熱；「胡蘿蔔」會熟透，但鍋子的熱不會發生變化；「高麗菜絲」則會在放下去的瞬間就讓鍋子的熱度下降。

胃中也會發生同樣的狀況。

不過高麗菜「芯」不容易消化，請多加咀嚼或事先切細。

3 白菜

白菜有個獨一無二的特質。大家是否見過丟進火鍋或壽喜燒中浸滿湯汁或醬汁的白菜？那正是源於白菜有著「像海綿般能將吸收之物搬運到他處」的作用。

因此，建議選用能讓身體吸收、攝取營養精華的調理法。這樣一來，幾乎不會帶給胃負擔，能將營養確實傳送到腸道，避免胃水腫，並攝取到適當的營養。

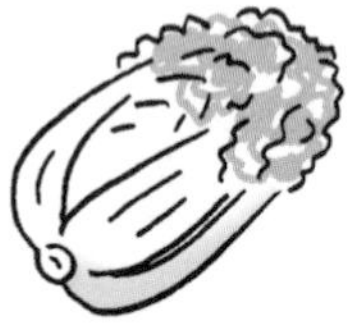

難以殘留在胃中的食物──B 容易消化的食物

說到「容易消化的食物」，給人的印象常是嬰兒離乳食，或是病人吃的流質食品。

將食材切細、煮得很軟、糊狀物……透過不同的調理方式，就能大大減少胃的負擔。

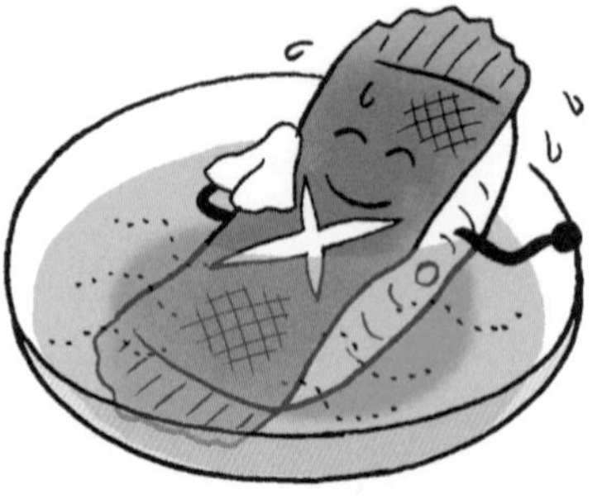

即便是相同的素材，只要改變食材大小或火勢強弱，需耗費的消化勞力就會截然不同。

在「容易消化的食物」中，很多從外觀上就能判斷，「濃湯」就是其中的代表例子。

因為是「已經消化過的濃稠狀」，胃幾乎不需工作。也就是說，胃不用因此發熱。吸收營養的同時，又不會引起胃發熱，對身體來說，再也沒有比這更「輕鬆」的事了。

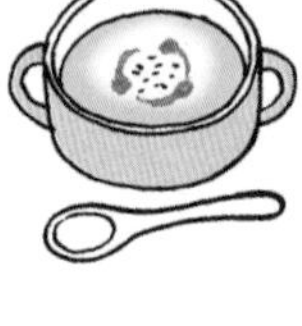

讓胃變得輕鬆，是遠離「胃水腫」的捷徑。

話雖如此，健康的人不可能三餐都只吃「濃湯」料理，通常也會想吃一般的固狀食物。

這時希望大家注意的基準是——「選擇可用筷子切小的食物」。

舉個簡單易懂的例子：「吃絞肉做成的柔軟漢堡排，比吃塊狀牛排好。」也就是說，透過調理手法，讓食物僅用筷子就能切小，等同於事先替胃負擔了部分的工作。

以下整理出一些「容易消化的食物」，提供給大家參考。

★★★

「煮熟的魚比生魚片好，蔬菜濃湯比沙拉好。」

只要記住這個基準，採買時，就算架上的食材琳瑯滿目，也不用擔心。

或許有人聽到「煮熟的魚比生魚片好」會覺得很意外。

「若是吃魚，生魚片不是能攝取更多的營養嗎？」似乎也有這樣的說法。

但是誠如先前所述，並非是「營養攝取愈多愈好」（頁51）。

此外，我們的目的是「消除胃水腫」，在調整身心狀態的前提下，比起生魚片，吃煮熟的魚較能達到目的。

原因正是「生魚片不好消化」。

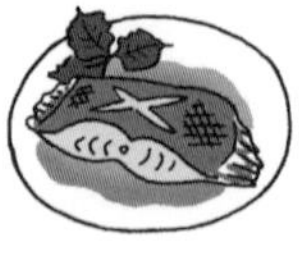

試著回想用筷子挾取生魚片的瞬間，不論是切得多薄的魚片，魚肉在生的狀態下都不容易被切斷。

另一方面，烹煮過的魚又是如何呢？一用筷子挾取就能切開。

咀嚼時，魚肉以「小片」的狀態進入胃部會較容易消化，只要不喝煮魚的湯汁，就不會有「攝取過多來自煮魚水分」的風險。

總之，只要想像「進入胃時，這個食物會呈現什麼樣的狀態」，如此一來，就能慢慢學會「不容易讓胃發熱的飲食法」。

難以殘留在胃中的食物——C
能清掃胃部的食物

想消除「胃水腫」，關鍵在於「盡可能『清空』胃」。食物待在胃的時間過長，胃就得持續進行消化作用，也不容易消除「胃水腫」。而「讓胃保持淨空」，在中醫學的用語上稱為「開胃」。

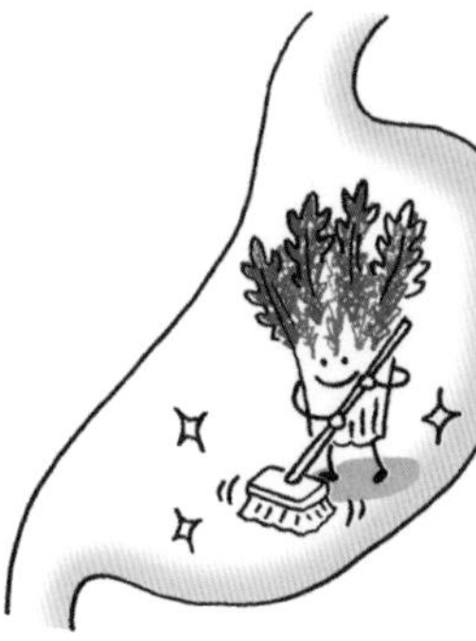

理論上，若是完全不吃東西，胃一定會淨空。可是在這飽食時代，「要完全不吃食

物而活」基本上是不可能的，而且累積著壓力「禁食」也毫無意義。

逐漸減少一成、兩成的飲食量才是實際的做法。而這時我們要借助的力量就是「能清掃胃部的食物」。

不僅自己不會停留，也不讓其他食物停留，有助於清理胃部，揮別囤積的食物，以下就要向大家介紹如此優秀的食材。

★★★

以下列舉出能清掃胃部的食物：1茼蒿、2日本薯蕷（細葉野山藥）。

1茼蒿

在深綠色蔬菜中，我尤其推薦茼蒿。

茼蒿經常會在吃火鍋時出現，仔細觀察可以發現，吃下茼蒿後，常常是以幾乎沒有消化的狀態被排出。這簡直就像是保持著刷子的模樣，從胃通到腸的清掃證據。

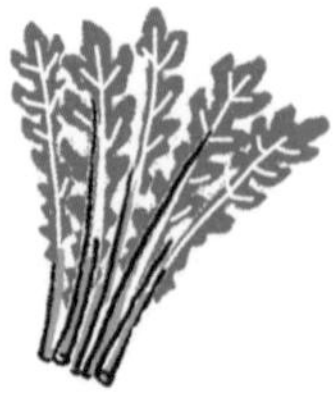

最近生吃茼蒿的人似乎變多了，但其實煮過之後比較能減輕胃的負擔，才有預防水

腫的效果。

2 山藥（日本薯蕷）

山藥以「健康食材」「滋養強壯」的特性而大受歡迎。

從預防「胃水腫」的面向來看，山藥是非常優秀的食材。

請回想山藥磨成泥後放入小碗的時候，此時就算想用筷子切斷，它也會歸攏成團，難以切開。由此可看出山藥是「緊黏作用」非常強的食材。

這性質在進入胃之後也不會改變。想像一下，無法被切斷或分出的黏糊糊山藥小團塊，直接進入胃裡並一邊清掃胃部的感覺。這時，山藥正在一點不留地清除「停滯胃中、仍在消化的食物」。

「停滯胃中、仍在消化的食物」主要是碳水化合物（米、水果、含糖分的食物）。吸收進體內的碳水化合物有很強的黏著性，容易滯留胃中，妨礙其他食物消化。

而且直到吸收為止，碳水化合物只會行動遲緩地待在原地，導致吸收增加，或刺激血糖值升高，換言之，盡是出現令人頭疼的作用。

而山藥能輕輕鬆鬆地將這些食物一掃而空。

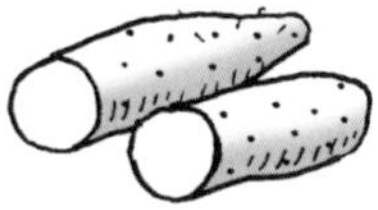

當然，若可以控制造成胃負擔的碳水化合物攝取量是最好的。也請注意，不要以為吃了山藥後「就可以大量攝取碳水化合物」。

「腹瀉」是身體的「天然排毒」

你對於腹瀉的印象是什麼？

「肚子突然痛起來、久待廁所、消耗體力，總之感覺很差。」

腹瀉通常給人強烈的負面觀感。

腹瀉對日常生活相當不便，我非常理解大家「不歡迎它」的心情。

但事實上，**腹瀉卻是一種天然的排毒（解毒）作用**。

身體判斷「必須快速排出有毒物體」所引起的腹瀉，其實是有益的現象。

這歷史上也有根據，中國過去有個流派將「腹瀉」視為重要的療法。宋代有一派別名為「攻下派」，好用「發汗」「嘔吐」「瀉下（腹瀉）」這三種方法。

該流派甚至還會「刻意攝取有毒物質，利用引起嘔吐或腹瀉來治療疾病或不適症狀」。

當然我並不是要建議大家「刻意攝取有毒物質，引起腹瀉」。

但是若有腹瀉的症狀，也不用過度擔心說：「我是不是吃了有害的食物？」或哀嘆著：「因為腹瀉，哪都不能去，預定的行程都被打亂了。」

反而希望大家能夠正面積極看待：「能排毒真好！」

話說回來，現代人很容易「喝太多」或「吃太多」。因此，偶爾腹瀉正好可以排出日常過度攝取的營養。

◎減少「吃壞肚子」機會的排毒

在過去，人們「吃壞肚子」的情況並不罕見。

古時人們會直接飲用水井的水或河水等自然界中的水，這些水中大多含有礦物質，所以常會誘發腹瀉。

到了現代，上下水道的管線建構完備，人們幾乎不會直接飲用自然界的水，腹瀉的頻率也就變少了。

隨著時代進步，「腹瀉次數減少了」，這點就公共衛生的觀點來看或許很棒。

但是，人體卻也失去了「避免營養攝取過度的天然排毒作用」。

換言之，對現代人來說，減少「輸入」量，增加腹瀉以外如「排汗」等輸出的方法變得相當重要。

預防「胃水腫」運動

要預防「胃水腫」，另一個想推薦給大家的日常習慣就是：**「水分輸出」，也就是將水分排出體外**。

在此，**刺激「胃的經絡」是重點**。

刺激並活化胃的經絡，停滯在經絡上的水分就會和熱一起瞬間上升，從作為身體「天花板」的頭部（臉），以汗的形式排出。

為了預防胃水腫，請大家平日就**積極留意「從臉出汗」並做運動**。

經常活動身體的人可能很快就會想到，要讓頭臉發汗的運動，通常是瞬間強度較高的運動，並不需要持續太長時間。

進一步說，基本上只要專注進行約五分鐘就可以結束了。即便很忙碌，也能在短時間內輕鬆進行，所以請放心。

以下要介紹的運動都能在日常生活中持續進行，不只是預防「胃水腫」，當「胃水腫」症狀惡化，也能有效改善、消除。

預防「胃水腫」的運動——1
用跳一～二階的方式爬樓梯

首先推薦平常就能輕鬆進行的運動：「用跳一～二階的方式爬樓梯」。

每天生活、通學或通勤的路上，一定會碰到要「搭手扶梯或電梯上樓」的情況吧。可以先從某個地方開始，改成爬樓梯上樓。

但如果只是「『勉強又緩慢』跳個一階（或二階）」，而且沒有持續一段時間，就不會有效果。

目的是「從臉流出汗」，重要的是有意識地活動身體、一鼓作氣、避免上氣不接下氣，還要保持速度及「認真」進行的態度。

大幅度甩動前臂，腳一踏上階梯就用力向上蹬，不斷往上加速……像這樣用精力充沛的感覺去做。

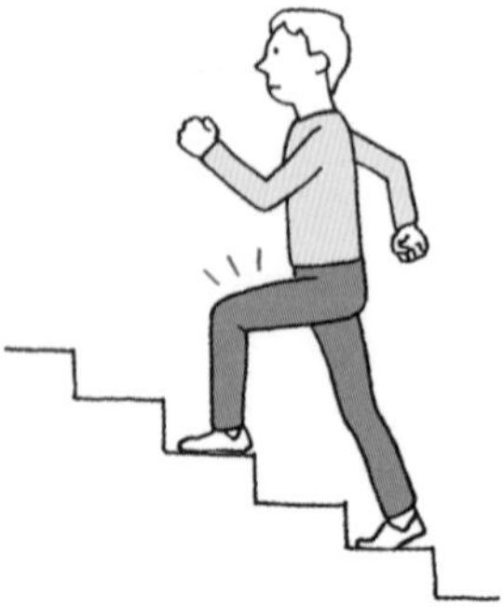

◉消除水腫的「開關」在「大腿前側」

請務必記住，「抬膝踩在物體上的動作」有助於消除胃水腫。

這樣的動作**可以活動到有胃經絡通過的「大腿前側」**。

藉由運動來活化胃的經絡，就能順利移動囤積其中的水與熱。

水分上升，汗從臉流出來後，頭腦會變得清爽。大腦活絡之後，無論是讀書還是工作，和平時相比，都會有顯著的進展。這也表示，從臉部排汗具有排除胃部水分的驚人效果。

但這時要注意一點。

下樓梯時，就算跳著階梯下來，也無法預防胃水腫。

因為「下樓梯」時，腳的運動只會刺激大腿後側的膀胱經。和胃水腫完全無關。

也要小心一個不留神就在樓梯上跌倒了。

穿高跟鞋通勤的女性很難用力踩踏地面。或許可以改將跟鞋放在辦公室，通勤時穿著好走的鞋子（如運動鞋）也是個方法。

還有一點，不管做任何運動都要留意。膝蓋受傷或會感到疼痛的人，請先控制水分，等待疼痛狀況好轉。絕對要避免忍著痛楚運動，等疼痛改善之後再進行也不遲。

預防「胃水腫」的運動——2 上坡慢跑

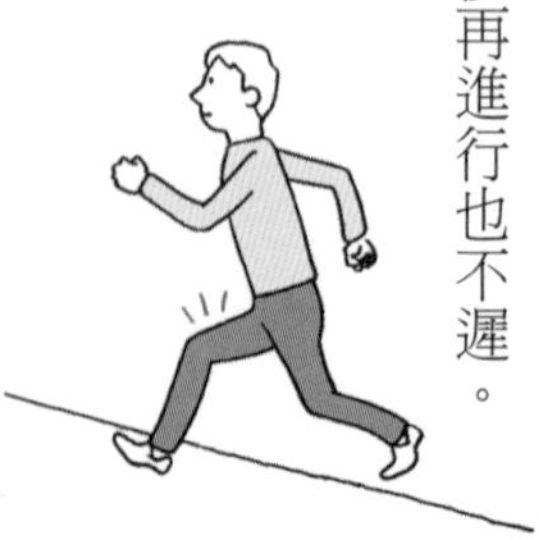

從字面上看得出來，這不是簡單的跑步，而是稍微提升強度的鍛鍊。除了正要開始運動的初學者，我也特別想推薦給已經有運動習慣或「喜歡活動身體」的人。

長年下來，我持續每週上坡慢跑兩次（現在還是）。我已經年過四十五，沒有重大疾病，也不擔心肥胖，仍保持活力地往來各地推廣中醫學。之所以能如此，要說「多虧了上坡慢跑」也不為過。

「上坡慢跑」非常簡單，只要在跑步機上跑個三十分鐘即可。只要在最開始的五分鐘之內，將模式設定成「上坡模式」就好。爬傾斜的坡道時，會自然加強大腿前側的負擔（速度比平常快時也一樣）。

對大腿前側施加「好的負擔」，準確刺激胃的經絡，囤積在胃中的水與熱自然會上升。

只要熟知經絡並進行鍛練，就像指壓穴道一樣，能精準且強力按壓目標內臟。

順帶一提，我以三十分鐘為單位來慢跑是有原因的。圍繞經絡的能量（氣、血、津液）必須花三十分鐘循環體內一圈，因此有氧運動時，可以配合這樣的週期來做調整。

我雖然已經養成了一週慢跑兩次的習慣，但每次還是會從臉上冒出大顆大顆的汗珠。託此之福，就算持續著辦公室的工作，偶爾也會熬夜，不過我都一概與肩膀僵硬、腰痛等不適症狀無緣。

預防「胃水腫」的運動──3 調低椅子騎腳踏車

還想再推薦大家一種運動。

那就是騎腳踏車（健身車）。不過椅子（鞍座）的位置要刻意調低來騎。

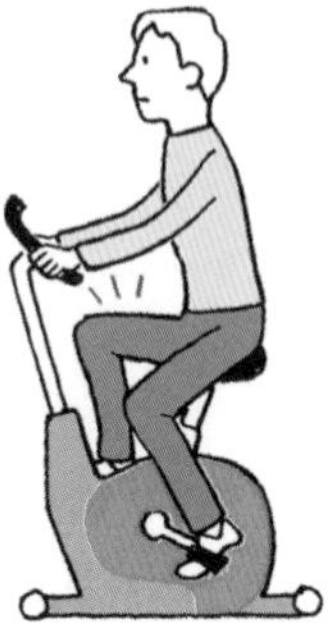

希望大家實際體驗看看，調低椅子持續騎腳踏車會耗費相當多能量。這種運動很辛苦，因為要持續彎曲膝蓋並施力於大腿。大腿直接受到刺激，就能實際感受到「正在使用肌肉」的狀態。

這也能「鍛練」胃的經絡，並與消除胃水腫直接相關，一口氣遠離像是失智症等由胃水腫衍生的各種疾病。

優點不只如此。

「預防胃水腫的運動」還能有效減少飲食量，讓人瘦得健康又漂亮。從胃水腫到瘦身，乍看之下好像繞了一條遠路，但實際上是相當健康且扎實的養生法。

預防「胃水腫」的運動——4
深蹲

前面已經說過，「預防胃水腫的運動」中，最關鍵的一點在於：「刺激有胃經通過的大腿前側，促進其活化」。

在這點上，「深蹲」是非常有效的鍛練。

愛好肌力訓練的人應該會立刻想到，深蹲時會運用到「大腿前側」的肌肉。說不定也有人知道該處的肌肉叫做「股四頭肌」。「股四頭肌」是位在大腿前側的肌肉群，為四個肌肉的總稱。

大家都知道，身體中有特別大的肌肉，因為是較大的肌群，只要集中、正確鍛練，就能提升基礎代謝。

在此為大家解說肌力訓練的代表運動——深蹲的進行方式。

對於「已經習慣做深蹲」的人，也可以使用自己習慣的方法。

只有一點要請大家注意，進行過程中務必意識到目的——**為了消除胃水腫而刺激行經大腿前側的經絡**。

〔基本姿勢〕

- **雙腳打開與肩同寬。**
- **腳尖稍微朝外。**
- **保持上半身挺直。伸直背肌（注意不要彎曲）。**

・兩手直伸向前（也可以交叉在頭後）。

POINT 注意視線不要朝下。

〔正確進行深蹲的方法〕

①採基本姿勢，調整呼吸。

②大口吸氣，上半身如下沉般緩緩彎曲雙膝（彎曲膝蓋直到大腿與地面平行）。

POINT 彎曲膝蓋的方向與趾尖相同。

POINT 膝蓋的位置不要超過趾尖。

③大口吐氣，慢慢回復基本姿勢（此時不要伸展膝蓋）。

POINT 帶給大腿的負擔減弱了，不要揮舞雙手產生反作用力。

④間隔時間休息，重複①～③二十次。

POINT 上半身垂直活動時，股四頭肌

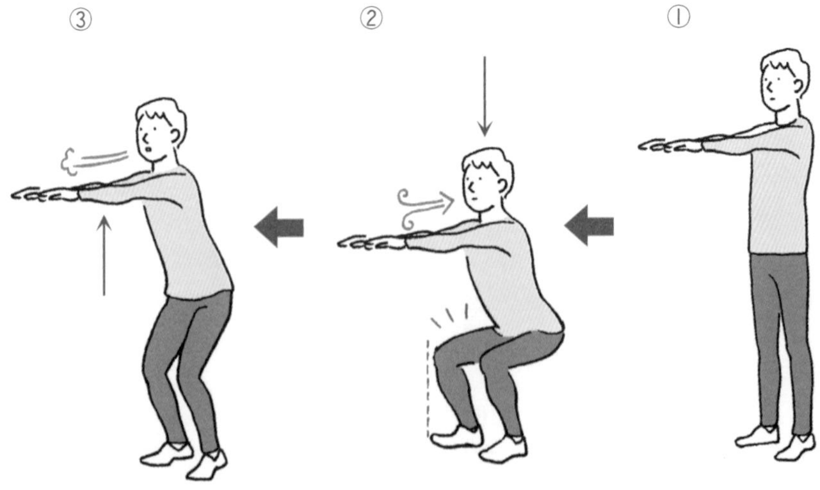

會伸縮。請將注意力集中在大腿前側。

「不擅長運動」的人也能做的有效排汗法

我們已經介紹了四種運動。

提到運動，一定會有人提出以下問題：

「我不太運動，有沒有其他方法？」

「不喜歡活動身體」「每天很忙，無法運動」等……每個人都有各式各樣的苦衷。

如果沒有健康上的問題，還是建議嘗試前面介紹的方法。若是因健康上問題而難以進行的人，以下則要向大家介紹次一級的方法——「不運動的發汗法」。

代表例子是**「岩盤浴」和「氡氣熱浴」**。

「岩盤浴」是一種透過加熱特殊的天然礦石，利用礦石放射出的遠紅外線溫熱身體內部的健康療法。比起一般的入浴，特徵是可以溫熱到身體深層，可望同時獲得遠紅外線與負離子的雙重健康效果。

「氡氣熱浴」是一種吸入氣體狀放射物質「氡氣」的健康療法。

從口腔吸入氡氣後會進入肺，然後溶解在血液中，順著血液循環全身，帶來許多健康的效果，這點已經獲研究證實。

微量放射線帶來的健康效果，用醫學用語來說就是「低輻射激效」。

岩盤浴和氡氣熱浴有促進內臟脂肪發汗的效果。另一方面，**一般洗澡或三溫暖，就算長時間泡在熱水中，也只有皮脂肪少許融化的程度，在排出體內水分這點上，難以預期會有一定的效果**。

還是那句話，最好的方法是運動。運動能從體內燃燒熱量，一口氣排出囤積的熱（溼熱）。在不影響身心健康或生活的情況下，建議大家還是要保持運動的習慣。

預防胃水腫的運動——〔番外篇〕朝手機螢幕吐氣

呼吸可說是比我們一般人想像中要更好的「運動」之一。**肺會推動全身的活動，專注呼吸，就能有效調節身體各處的狀態、改善不適症狀。**

體內有任何「過多」的人，可以透過呼氣（吐出氣息）排出。

體內有任何「不足」的人，可以透過吸氣（吸入氣息）攝取。

我們因攝取過量水分而導致體內水腫時，**一邊想著「想排出體內的水（溼氣、水蒸氣、水腫）」一邊持續「哈、哈」地大口吐氣，如此一來，就能確實減少體內的水分。**

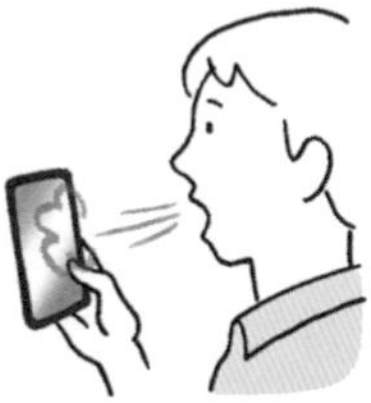

如果是不方便直接吐氣的情況下，可以拿起手機或手鏡放在面前再吐氣。螢幕或鏡面會變得模糊不清，也表示透過呼氣順利排出了水分。

以下要向大家介紹，僅僅運用這樣的呼吸法就達成顯著成效的兩個實際案例。

X先生經常為濃痰而苦惱，實行這個呼吸法之後才過兩天，就完全治好了濃痰的症狀。

Y先生因「原因不明」的肺積水被主治醫師宣告無藥可救。於是Y先生接受我的建議——讓口上的呼吸器表面滿布霧氣為目標來實行呼吸法。結果三天內，肺中的積水就消失了，甚至回復到可以拔掉呼吸器的狀態。

其中的機制很簡單。

透過「呼吸」的動作刺激胃的經絡，接著胃會收縮，「讓多餘的水分上升」。

多餘的水分上升有時也會出現副作用。

水分上升到心臟周圍時，心臟可能會受到壓迫而感到心悸；上升到肺臟周圍時，氣管會受壓迫變窄，會感到喘不過氣或呼吸變得急促。

這些都是水分從胃上升並且被順利排出的訊號。若症狀輕微，即便稍有不適，就暫時繼續維持下去也沒關係。

這種呼吸法在日常生活中的應用就是：「大聲歡唱卡拉ＯＫ」。

若身體狀況良好，就拿起麥克風盡情吐氣、大聲唱歌吧，這能在更短時間內、更有效率地排出水分。

另一方面，身體虛弱或明顯精神不佳時，比起「吐」氣，請把重點放在「吸氣」上，以「將能量積存在體內」為優先。

大家不妨因應自己的狀況，將平時無意識的「呼吸」，有意識地進行活用吧。

第 4 章

一天十分鐘就見效，建立「消除」胃水腫的習慣

一天一次，「消除」胃水腫

要避免胃水腫，一大前提是「盡可能縮短水分停留在胃裡的時間」。之前我們說過了「不要攝取過量水分」，以及「積極將水分排出體外」的訣竅。

不過，如果想積極消除已經進展到一定程度的水腫時，就可以應用本章所介紹能達到超強效果的方法。

而且，我們不需要特地空出一段時間進行，「順便做」也可以。把這件事納入自己的日常習慣是最理想的。

這感覺就像是：

「結束忙碌的一天，舒舒服服泡在浴缸裡，輕輕撫觸著身體。入浴後，保持好心情墜入夢鄉……」

入浴會讓全身溫暖起來，站立時下沉到足部的水腫，此時會通過經絡，就像搭乘手扶梯般不斷「上升」。

瞄準這個好時機，保養屬於全身「天花板」的部位，讓體內的水腫轉換成水蒸氣或汗，有效排出體外。

全身的「天花板」就是**「臉」**。

若將身體比喻成一個房間，**保養臉就等同於除去黏著在「抽風機」上的汙垢，為身體打開「天窗」換氣**。

只要「臉部通風良好」，就能排出水分

為什麼保養「臉」能有效消除「胃水腫」呢？以下和大家說明。

胃的經絡縱走於身體，而「臉（頭部）」就位在身體上方。也就是說，在胃中形成的水腫、能量、溼熱（頁69）等東西上升時，臉在構造與位置上頓時成為「水腫容易造成影響的地方」。

此時，一旦臉「處在通氣性不佳」的狀態，就會像窗戶緊閉的浴室一樣，不斷蓄積

多餘的水分，導致臉部發脹、頭痛，水腫甚至有可能會壓迫到腦部，引發失智症等各式各樣麻煩的症狀。

相對來說，如果浴室的「抽風機」順利運轉，也打開「天窗」，就能讓室內保持十足乾爽的通風狀態。

排出從胃上升的多餘水分和溼熱，不僅臉的狀況會好轉，從胃到身體各個部位也會變得清爽舒暢，甚至可能根治過敏性疾病。

要讓「臉」成為囤積溼氣的「密閉空間」，還是能有效換氣的「開放空間」，取決於你的作為。

◎「保養臉部」兩步驟

消除胃水腫的「臉部保養」可以大致分為兩個階段。

用比喻來說就是「清除黏在『抽風機』上汙垢」的階段，與之後進行的「打開『天窗』階段」。

以下或許是有點奇怪的比喻，但請試著想像「人氣中華餐館內」的場景。

中華餐館料理用油量較大，店內常在一天營業結束後就會變得油膩。若店主愛乾淨，每天都會勤奮打掃——掃除黏著油漬的抽風機汙漬、提高空間的透氣性，以及打開天窗，就能讓店內流入新鮮的空氣。

臉部的保養基本上就和「中華餐館店內掃除」一樣，是人體不可欠缺的作業。

「清除黏著在『抽風機』上汙垢」的按摩

建議的時間點為入浴時。泡在浴缸中時，臉上不需擦任何乳液或保養品，用手指來進行按摩即可。

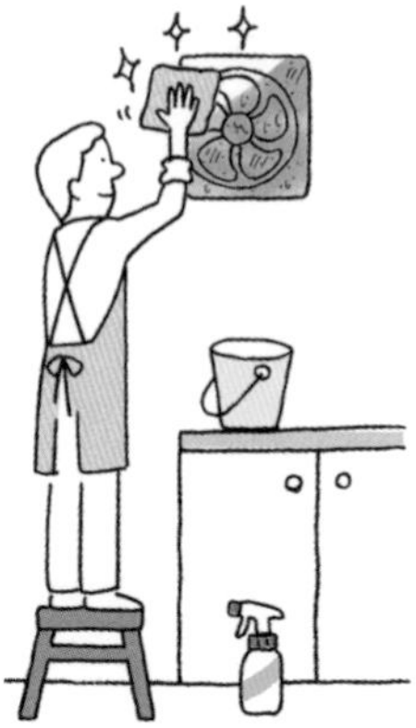

基本的手法是「向外推開水腫」。建議的強度則像是「用指腹慢慢推開、融化剛從冰箱拿出來的固狀奶油」的感覺。

實際上的按壓強度和手指移動速度因人而異。

請一邊想像「將水分與脂肪往外推」，一邊以自己感覺「舒服」的強度與速度來移動手指。

胃水腫的人幾乎臉也是浮腫的。

「臉太腫了，看起來像肉很多」。

如果自覺有前面提到的胃水腫症狀，可以使用兩根手指、再增加些微力道按壓。如此一來，即使是水腫較嚴重的人，也能有效消除臉浮腫的問題。

這些變化會讓你感受到上癮般的痛快。

「將自己重新雕塑成理想的形象」——請抱持著如此大膽的念頭，以成為雕刻家般，用手指捏塑自己臉部的輪廓吧。

◎活動手指，描摹出「理想形象」

當感覺到「皮膚表面好像有點脹」或「肌肉很僵硬」，有很大的可能性是水腫了。請持續按摩。若放著不管，很容易成為脂肪。

水腫容易滯留的部位是：「眼睛下方」「顴骨周圍一帶」和「鼻梁到臉頰的區

域」。

「手指進行按摩時，摩擦產生的溫度很舒服，皮膚像要融化了。」能感受到這樣的感覺是最理想的。

說到臉部按摩，曾有人問我：「是不是應該擦點油或乳液？」但按摩的目的終究是「消除水腫」，所以還是建議不要擦任何東西。

最理想的狀態是，「因按摩生熱所溶解的皮下脂肪」一點一滴滲出滋潤肌膚。

接下來要一併介紹到「按壓穴道」，基本上一天進行約十分鐘就好。此外，原本就沒有水腫的人，透過按壓也有預防的效果。不論身體狀態如何，都請務必一試。

〔清除黏著在「抽風機」上汙垢的按摩手法〕

❶按摩鼻梁

想著「要確實暢通鼻梁」，反覆上下按摩鼻子兩側（若鼻子較往常腫脹，可能有脂肪肝等肝臟問題的疑慮）。

❶

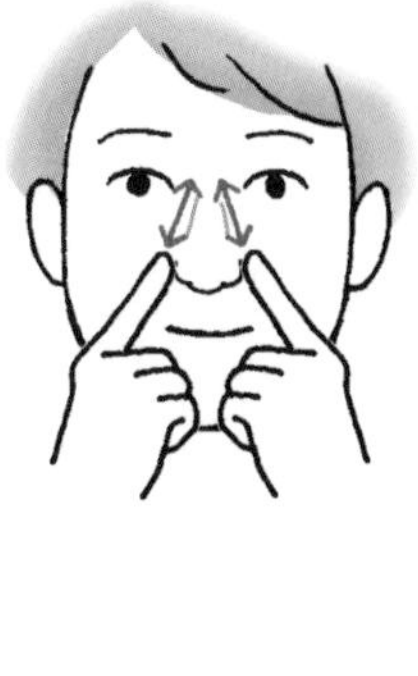

❷消除顴骨周圍的水腫，打造小臉

從兩眼眼頭起，兩指各自向外移動，直到耳朵旁邊（鬢邊附近），將水腫搬移「丟棄」。接著手指像用雕刻刀浮刻顴骨般施力。過程中不要移開手，不要放鬆力道專注進行。消除水腫後，顴骨會凸出，立刻會變小臉（顴骨的構造上有凹凸，周圍容易囤積老廢物質）。

❸保養嘴巴四周（預防法令紋與蛀牙）

沿著鼻翼到顴骨正下方，還有從鼻子下方的人中處往外，移動左右兩邊的手指，將水腫搬運到耳下「捨棄」。表面的按摩有預防、消除法令紋的效果。若施加壓力到像是要觸碰到牙齦般深入，就能作為解決蛀牙等口腔問題的對策。

❹讓下巴的線條變瘦

用雙手拇指與食指掐起下巴的線條，將水腫從嘴巴下搬運到耳後骨頭「捨棄」。用手指觸碰到下巴深部時，會感覺到一塊一塊的脂肪，那就是「水腫」。明顯感覺到水腫時，可以通過耳後的骨頭，搬運到頭部「捨棄」。

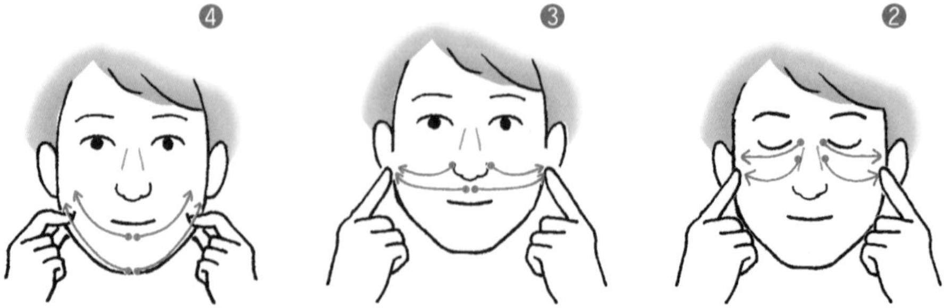

❺從額頭消除頭部的水腫

將左右兩個拇指放在臉頰當支點。將左右食指分別放在眉間，描著眉毛將水腫往外推送至髮際「捨棄」。想像手把額頭皮膚不斷往旁拉伸。

❻最後排出集中在全臉的「水腫」

用食指上下按摩頸部的胸鎖乳突肌。感覺手指從下巴往鎖骨移動，像是要一條條挪開皺紋似的。透過這個按摩，將集中在全臉的「水腫」流往內臟（如果能送達內臟，水腫自然能排出體外）。

反覆進行❶～❻就能消除水腫。

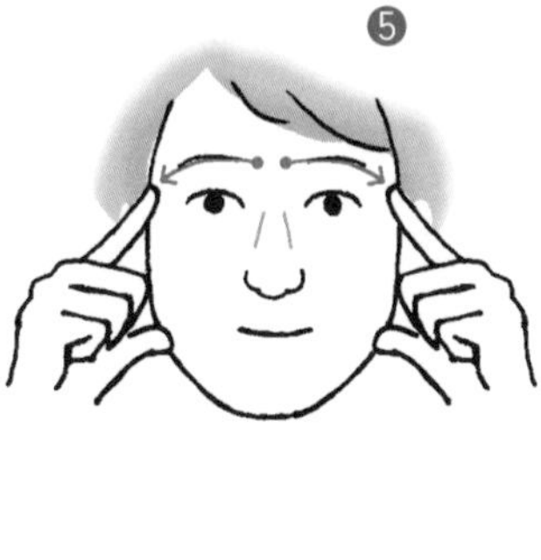

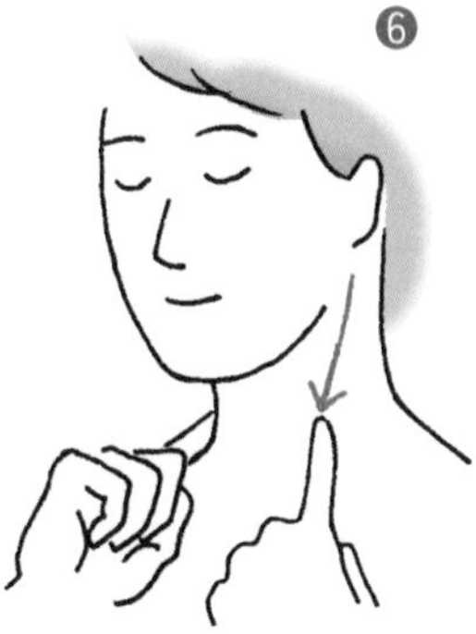

按壓穴道，「打開『天窗』」

在「清除黏著在『抽風機』上汙垢的按摩」之後，臉部的經絡會變得暢通，成為較理想的狀態。

大家可以持續透過按壓穴道，讓身體記住這種「理想的狀態」，並養成固定的習慣。請大家以不讓皮膚下陷的「力道」來按摩吧。

〔按壓穴道，「打開『天窗』」的按摩手法〕

以下❶～❻列舉的都是經絡的主要通道。搬運來的養分能直接通過這些通道的中心，不會跑到其他部位，有效補給營養。

此外，透過確保能量的通道，各種「流動」都會變好，加上能消除水腫，可望獲得小臉效果。

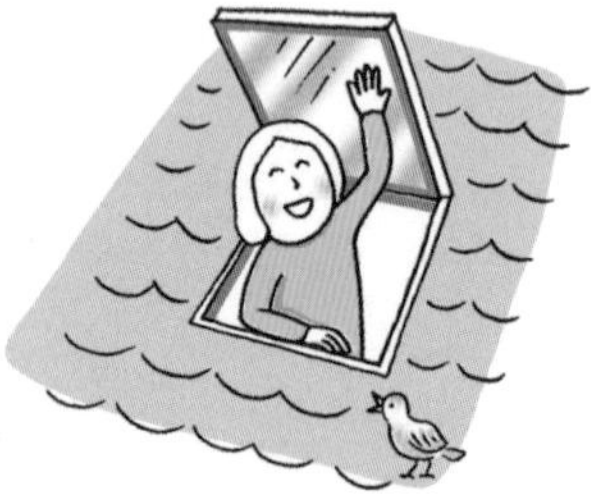

在按摩的強度上，請以在穴道上按數秒感覺「舒服」的強度持續按壓（依個人感覺而有差異）。

可以閉上眼睛，也可以睜著眼進行。

❶眼睛四周

・睛明（眼頭稍上方處）

・承泣（眼珠正下方，眼睛四周骨頭周圍）

＊兩者都是與視力和辨識物體有關的穴道。習慣性按壓可以減輕眼睛疲勞，也能改善視物困難的問題。

❷顴骨

・巨髎（位在顴骨最突出處）

❸鼻下

・人中（鼻子正下方稍微凹陷處）

❹嘴唇四周

・地倉（嘴唇旁約一公分外側）

・承漿（下唇下凹處的正中央）

＊兩者都是與蛀牙等口腔問題有關的穴道。稍微施加刺激，可以排除以水腫為首的老廢物質。

❺顎關節

・頰車（耳根與顎骨正中央處。咀嚼時肌肉會隆起，放鬆時會形成凹陷）

❻額頭

・頭維（額頭左右髮際處。吃刨冰等冰冷食物時會有尖銳聲音出現的感覺）

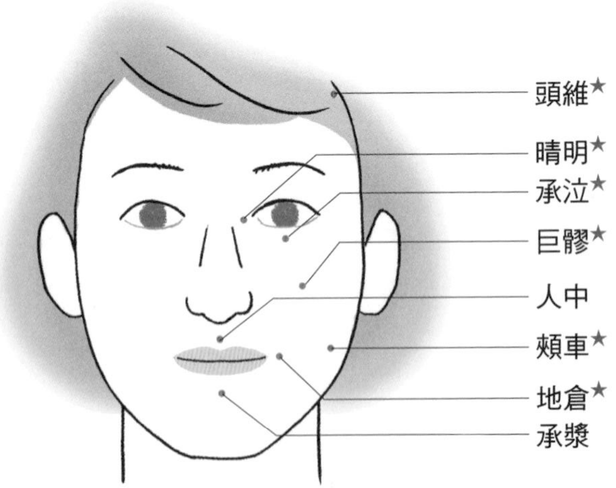

★圖上標記的穴道兩兩成對，位在臉的中心線左右對稱的位置。

按壓穴道時，「只要按到大致的位置」就OK

眾所周知，人們自古以來就廣泛且普遍熟悉穴道治療。明治時代以後，全世界都知道了穴道治療的威力，科學上的解釋也有所進展。

進展愈發快速，到了一九七九年，WHO（世界衛生組織）發表了針灸治療（穴道治療）的合適對應疾病。二〇〇一年，日本的大學醫學系教育課程中開設了東洋醫學，隨後，民眾對穴道治療的關注度也持續升高。

提起穴道治療，常會聽到這樣的問題：

「我沒學過針灸，能確實找到穴位嗎？」

我的回答是：「Yes」。的確，世界上進行穴道治療的流派很多，其中也有少數會嚴格強調穴道的位置，**但許多流派都認為，即使只是刺激「大致的位置」，也有十足的效果**。而且，一旦過於拘泥穴道的位置，反而會產生新的壓力。

請抱著「按大致位置就好」的豁達心態，以感受到舒服為主來試試看吧。

此外，書中介紹的穴道全都是「容易準確按壓的穴道」。用手探索、觸摸肌膚時，請帶著信心按下去吧。最重要的是必須持續進行數星期，甚至數月。

提高換氣效果的「小腿」按摩

消除「胃水腫」時，還有一個比「臉」還具功效的重點部位。那就是「小腿」。

膝蓋下方到腳踝處宛如與胃相連一般，刺激接靠近膝蓋上方處就能活化胃的上部；刺激接近腳踝下方，則能活化胃的下部。

亦即，**透過按摩整隻小腿，能讓胃經上的肌肉收縮，使積存的水與熱上升**。

可以想像成自己是在「捲壽司」，雙手抓住單隻腳，以手指按壓穴道。順道一提，這時候的強度可以超過「感覺舒服」，達到「痛爽」（痛卻舒爽）的程度。

水腫等老廢物質阻塞經絡時，肌膚表面會變得硬邦邦的，這時會感覺有種「手指按不太下去」的觸感。因此要有耐心地進行，直到感覺到「肌膚變柔軟」的程度。

此外，建議可以在入浴時於浴缸內進行，因為有浮力的作用，比較容易維持相同的姿勢。

〔進行「小腿」按摩的方法〕

①蹺腳坐著，肩膀放鬆。

②坐著將單腳彎曲成「く」字形，雙手抓住小腿。

③以「捲壽司捲」的手法，用雙手手指按壓小腿上部到下部。並以下方所示的穴道順序一一按壓。

足三里→上巨虛→下巨虛→解谿

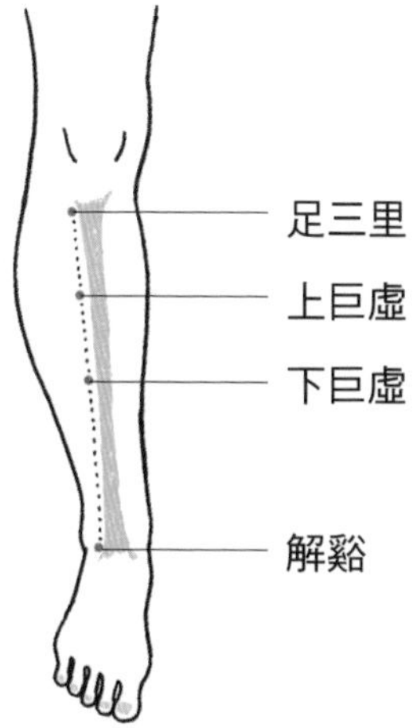

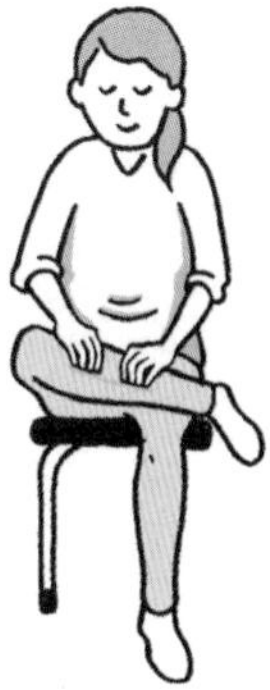

・足三里（距膝蓋骨下方外側骨頭三根拇指處下方的位置）

・上巨虛（位在小腿骨與腓骨間大縫隙處，距足三里四根手指下方的位置）

・下巨虛（距上巨虛穴四根手指下方的位置）

・解谿（腳背與腳踝的境界線，也就是腳踝中央的位置）

＊另一隻腳的做法也相同。

◉在改善失智症上也能發揮一定的效果

順帶一提，有些失智症患者在進行這種按摩之後，症狀獲得了改善。

W先生是七十多歲的失智症患者，與他見面時，我甚至連他同住的家人名字都問不出來，處於難以溝通的狀態。

但是，W先生在習慣按摩「小腿」之後，變得能發出「這個——」「那是——」的反應，開始能一點一滴進行回想的練習。問他「這名女性是誰？」的時候，他也能答出：「是我女兒○子喔。」

還有很多透過按摩恢復失智症的事例。全是從「無法溝通」的階段改善到「能交流情感」的程度，並繼續接受家人的照護。

透過「看」跟「摸」來了解身體的狀態

女性的肌膚大多很敏感。

很多女性「每天都會保養肌膚，也會仔細檢查肌膚、臉的狀況」。

希望男性也務必仿效這樣的習慣，因為觀察肌膚及臉的狀況，能為健康帶來很大的好處。

或許大家會感到意外，但其實全身的病理變化都會最先出現在「臉」上。

臉部浮腫、肌膚上長腫包、顏色和之前不一樣……這些在保養臉部時出現的「麻煩」，背後常隱藏著健康上的「問題」。

換句話說，**「臉的外觀」是最先告訴我們體內出現異常或顯著變化的寶貴訊號**。

胃水腫也一樣。只要累積足夠的經驗，一看臉的模樣，就像把胃拿在手上端詳般，能得知其目前的狀況。

因此，適度關注「外觀」就如同關注自己的身體一般，非常重要。

◎只有你做得到的「最佳治療法」

更進一步地說，關心「外觀」之後，**請試著撫觸自己**。這不只能療癒你、成為你每天自信的來源，也能防範並改善身心問題。

比起再高級的美容院、再厲害的按摩，「自己撫觸自己」都是最有效治癒自己的方式。因為能夠累積過去的龐大資訊，並決定未來行動的，只有你自己。

中醫學的觀念是：「診斷與治療永遠是配對著一起進行的。」

藉由「看」診斷身體狀態，再透過「摸」治療（改善）不適。大家在日常生活中也可以隨時進行。

即便發現皮膚「比平常乾燥」或「有凹凸感」等小問題，只要能「靠自己的力量察覺，自我療癒」，就能遠離「攝取過量水分」或「暴飲暴食」的情況。

第5章

醫院沒教的家庭「胃」學

沒有「原因不明」的疾病

我原本是一年營業額六千萬日幣的住宅設備廠商業務，在三十歲之前轉職為整體院的經營者後，開始關心起過去與我毫無關聯的世界。在中國江西省的贛南醫學院留學時，我頭一次感覺到「接觸了中醫的精華」。

「所有疾病都有原因，因此一定要澈底查明。但很遺憾的，會得出『原因不明』的情況只有一個，那就是因為你的『學習不夠』。」

我剛開始學中醫時，恩師何懿老師曾如此告訴我。

之後過了約二十年，如今想來，那雖然聽起來相當諷刺，但老師這句話，絕非是在開玩笑。他很認真告訴了當時經驗尚淺的我：**「任何疾病都有原因。」**

所謂中醫學，原本就是將複雜的「人體」構造精簡到極致，並簡單說明其機制。也就是以「陰陽五行」為基礎，分五個範疇（五臟／肝、心、脾、肺、腎），區分狀況是「興奮（陽）」還是「弱（陰）」。

除去受傷及傳染病等特殊例子，所有慢性症狀都源於五臟。

所以中醫學不會從「年紀大」「壓力」「自律神經」等模糊的概念出發，做出「原因不明」的診斷。在中國，若是做出這樣的診斷，甚至會被患者輕視為「庸醫」。

然而在日本呢？就算詢問醫師疾病或症狀的原因，被告知「原因不明」的情況卻比比皆是。

這種情況想想也是理所當然。日本醫師在告訴患者「原因不明」時，心理上幾乎不會有任何排斥。

我經常聽到這樣的說法：「有八成的腰痛原因不明。」說不定「不論什麼疾病都原因不明」才是現代醫師的「常識」。

中醫學的強項在於能治好「虛症＝沒元氣的狀態」

中醫學的強項之一就是：**「能治好虛症」**。

「虛症」就是「喪失原本具備之物的狀態」。也就是像「能量」等身體本該自然產生的東西，卻無法順利產生出來，因而淪為不健康的狀態。

另一方面，「虛症」的相反則是「實症」。

「實症」就是「內容飽滿，過於充足的狀態」。這指的是被外界的「邪」（有害之物）纏住，失去健康的狀態。

幾乎所有疾病都可以被分類為「虛症」或「實症」（即便是相同的疾病，原因也可以區分為「虛症」或「實症」）。

事實上，西洋醫學雖然可以處理「實症」，但要治療屬於「虛症」的疾病卻非常困難，甚至可以說是沒有治療身體虛弱的對策。

例如當心臟的狀態處在「虛症」，跳動微弱，似乎要停止時，裝上讓心臟跳動的儀器，就能勉強保住性命。可是一把儀器移開，轉瞬間心臟就會停止。

然而即使是面對困難的**「虛症」狀態，中醫學也能設法使其好轉，讓人繼續活下去。**

◉醫院不會教你的健康法

「虛症」還有如下的例子：

胃虛弱就「吃不下」（消化不良）。

肝臟虛弱，血流會紊亂，導致低血壓。

腎臟虛弱會尿不出來。

「面對虛症所引發的問題，中醫學都能輕鬆擊退。」

我過去對許多醫師都這樣說。

結果幾乎所有醫師都拜託我：「該怎麼做呢？請告訴我方法！」而實行那「方法」的關鍵，就是這本書要告訴大家的改善「胃水腫」的做法。

血液一天中循環全身五十次就OK

我們都知道血液會在體內不斷循環。那麼，血液一天到底會在體內循環幾次呢？

中醫學起源典籍的《黃帝內經》中載明，循環次數為「一天五十次」。不論身高、年齡，所有人的次數都一樣。

當然速度有緩有急。

若單純以「二十四小時（一四四〇分）除以五十次」計算，週期是二十八點八分。也就是說，血液在體內循環一次大約是三十分。

不過，睡著時循環會變慢，依不同時間帶，週期也有可能到四十分鐘；反過來說，循環在激烈活動期間會比較快，週期二十分鐘就結束了。

此外，循環速度會受到情緒很大的影響。興奮時會加快，放鬆時會變慢。

儘管週期有長短快慢的變化，身體仍有條不紊地規律運作著。平均下來，血液始終維持著「一天循環身體五十次」的原則。

◎「水腫」是引發身心問題的根本原因

但這個原則也有例外。

身心出現狀況時，「一天五十次」的規則會崩壞，週期會出現變化。

雖然並非是極端的增減，但會出現以基準次數為起始約五次的增減範圍。

最大的原因是「水腫」——「水腫」對血液循環來說就是「障礙物」和「敵人」。

你很想自由自在地開車兜風，道路卻隨處都禁止通行，垃圾也散落在車道上，一路上只能小心翼翼，無法盡情享受。

血液循環正是如此。

當身體察覺到「窒礙難行」或「不舒服」，各部位自然都會出現不適的症狀。

重要的是，「血液想要一天在體內循環五十次」是事實。

如果體內沒有「水腫」，就能排除干擾血液循環週期的主要原因。

也就是說，為了維持血液正常循環運作，不應該無視「胃水腫」的問題。

人不是因「癌症」而死

人不會那麼簡單就死。

例如典型的誤解——癌症。

即便腫瘤變大，又或是西方醫學所謂的「分期」惡化，**癌症也絕非直接的死因**。那麼人到底什麼時候會死呢——**「心臟或肺臟停止的時候」**。

因此簡單來看，就算被宣告罹癌，也不需要過度悲觀。**希望大家轉而關注的是，從得知罹癌開始，「自己的身體與相關醫療的相處方式」**。

一旦治療作戰走錯方向，不管再努力，仍會演變成無法挽救的情況。

應該有很多人聽過「抗癌藥中也有沒效的」這件事。

二〇一七年，日本厚生勞動省（相當於臺灣的衛福部）針對高齡癌症患者使用抗癌藥一事，發表了「依患者的身體狀況而異，有的負擔較大，未能收到預期成效」的言論，並進行大規模的調查，比較「使用抗癌藥的患者」與「未使用抗癌藥的患者」生存期間等。

但是從中醫學的觀點來說，罹癌者有一半以上原因都出在胃。包含胃在內，尤其是處在胃經上的器官癌，例如乳癌、咽喉癌、食道癌、前列腺癌等，幾乎毫無疑問原因都出自胃水腫。

「在下定決心進行痛苦的癌症治療前，先消除胃水腫。」

我衷心期盼今後患者能優先考慮這樣的選項。

很多人透過消除胃水腫，最終健康地與癌症共處。其中也有被建議進行標準治療卻持保留態度的人（我在後面會提到，我的父親也是其中之一）。

只要心臟、肺臟沒有停止，人就能繼續活下去。

把疾病當友軍的「不殺鬼」觀念

中國自古流傳一句令人印象深刻的話——「不殺鬼」。意思是「不要認為『鬼＝不好的東西』而討厭、忌諱」。

這句話是在告誡人們：「不可以被表面的善惡所迷惑」。

在中醫學，所謂「鬼」即是指引起疾病或症狀的原因（細菌或病毒等）。

而那句話衍生的教喻是：「身體中出現鬼（異狀）時，不要只為了消滅那樣的現象而激動不已，要冷靜觀察、蒐集資訊、認真面對，最終尋找共存之道。」

血壓比平常高的時候。

不需要大驚小怪地認為「超過標準值，有高血壓了！」隨即衝去醫院，白忙一場。血壓上升的背後一定有「鬼」。重要的是好好面對鬼，不慌不忙地持續和鬼溝通。

「鬼啊鬼，為什麼讓我的血壓升高了？」

說不定鬼會這麼回答：

「我說啊，是因為你的大腦快形成腦腫瘤了，我為了提醒你才升高血壓的。」

接下來你可以這樣說：

「我都不知道快形成腦腫瘤了，謝謝你提醒我。我會重新調整生活習慣，改善腦的血液循環。」

和「鬼」的關係愈好，就能進行愈複雜的溝通，甚至還能請求它幫忙。

「鬼啊鬼，你擁有讓血壓升高的強大力量呢，好棒喔。我相信擁有這股力量的你，因此想拜託你一件事，你願意聽我說嗎？

其實我的腳經常發冷，對此非常苦惱，可以藉助你的力量讓我不再感到腳冷嗎？我也會努力消除腳部的水腫。

此外，如果你能幫我消除臉上的斑點或皺紋，我會感到非常高興。與此同時，我也會努力排除體內的水分……」

大多數人在被關注、褒獎、請託時都會感到愉快，「鬼」也一樣。若能將對方視為特別的存在，並賦予其任務，對方將會很樂意為你貢獻心力。

若只想擺脫暫時性或突發的問題，淨想著驅逐「鬼」，將永遠無法學會與鬼和平共存的技巧。但「鬼」本應是備受歡迎的存在才對。

今後讓我們將心態調整成「鬼在內，福也在內」吧。

要「治理（管理）」，而非「治療」

我們隨時都可以上醫院看診。

就算沒有處方箋，也能隨心所欲地在藥局買到「有效的市售藥品」。

但是，這真的能「在本質上讓身體恢復正常嗎」？這些話並不中聽，可是這麼做不就只是把「臭味」（症狀）遮蓋起來，讓自己「感覺治好了」而已嗎？

中醫學沒有「治療」這種想法（本書中有幾處是為了讓讀者容易理解而使用此詞）。

西方醫學進行的是「治療」。透過手術或投藥從外部介入，目標是「為了消除患部的症狀」。

另一方面，中醫學進行的不是「治療」，**而是「治理」。「治理」是管理，也就是「統整事物，使其安定」之意**。

亦即中醫學不是「只治療患部的症狀」，而是著眼在「管理整頓好身體」。這才是中醫學的精華。

◉要預防「土石流再度發生」，怎麼做才是最好的？

當某個地區因大雨引發大規模土石流，大家都會焦急地等待情勢緩和。

如果我以防治專家的身分被派遣到當地，我會先觀察當地地形，建立「下次豪雨來襲時的因應對策」，而不只是「總之先移開土石再說」。

「依現在的地形，若再度降下豪雨，水會以怎樣的路徑流過？可能會在哪裡產生淤積？積到多少量會再度潰流？受災程度如何？」

我會先設想幾個答案，把想得到的計畫都提出來，例如「挖土來改變水路通道」「堆沙袋」「將屋宅改修成防災型」等。**總之，要先「治理」環境。**

而這種首先要調整體態的觀念，就是我從中醫學裡學到的。

當然，在災害現場一定要「順手搬除土石」，但怎麼說這都是從「治療」的角度出發。

我對自己的體力也頗有自信，如果想做，在「搬除土石」上也能做出貢獻。可是站在中醫學的觀點，發揮「治理」環境的力量，必定能獲得更好的結果。

因為就算當下應付著搬除了土石，若沒有訂立因應未來的對策，日後每逢下雨都得提心吊膽。

這就是「治療」與「治理」的不同。

「治理」身體的方法相當多，但希望大家能採取可說是現代社會捷徑的方法——「減水」和「消除胃水腫」。

三天內能治好的腹瀉、發燒不是「疾病」

很多人會隨身攜帶市售藥品，而且大多是女性。

任職於媒體業的F小姐也是如此。

她說：「二十幾歲時隨身攜帶的是止痛藥和止瀉藥。」

「長跑外勤身體吃不消，每當覺得自己『好像發燒了』，就會立刻吃藥。此外也因為壓力經常腹瀉，一個月會吃好幾次止瀉藥。我會去尋找立即見效的商品，並嘗試新的市售藥品。」

長久下來，F小姐進行了各式各樣辛苦的採訪工作，同時她也領悟到：「不論是為了多重要的工作，若日常生活總是依賴藥物，會對身體帶來很不好的影響……」

F小姐的想法非常正確。現在她幾乎不再使用市售藥品了。就算身體出現症狀，她也完全不會懊惱地想著：「早知道就先吃藥了。」

隨著身體習慣「不用藥物來抑制症狀」的同時，就能慢慢重拾起不被身體起伏不定的狀況牽著鼻子走的自信。

「為了重要的工作，必須想辦法壓下症狀。」我也常有這樣的想法。但是說真的，身體所引發的症狀原本就要「順其自然」來對待才是「最好」的。

我們在第3章提過，發燒或腹瀉都是身體的天然排毒作用。證據就是兩者的症狀解除後，身體會變得舒暢並恢復精神。

明明身體想自然排出體內的毒素，卻被用藥壓下症狀，「讓排毒暫停」，實在是非常可惜的一件事。

近年來，「選擇高排毒效果食材來瘦身」的減肥法蔚為話題。但大家在進行「飲食排毒」之前，不妨先關注一下自然發生的發燒、腹瀉等優異的排毒作用。

另一方面，如果身體長期出現異狀，就很有可能是疾病的訊號。建議若腹瀉或發燒持續超過一週，請務必前往醫院就診（反過來說，若只是三天就好了的程度，都還算在「排毒作用」的範疇裡）。

胃藥只是在「麻痺」胃？

過去，「胃藥」在市售藥品中擁有極大的市占率。光是聽到胃藥，腦中就能浮現好幾個電視上大力宣傳的商品。

胃藥已經如此深入人們的日常生活中，但是，胃藥的主要作用「只是在麻痺胃」而已，大家知道這個事實嗎？

我們無法期待市售「胃藥」有修復、治療胃部的效能。簡單來說，所有的胃藥都只具有「像用冰冷卻胃部一樣，使胃麻痺的作用」。

胃藥只能抑制炎症等病理反應，並等待身體的自癒力進行修復。

這個原理就如同用在治療腰痛等症狀的「介入性疼痛治療」。介入性疼痛治療也是一種麻痺疼痛部位的治療法。

在「肌肉因疼痛而緊張、變硬，甚至產生疼痛處」進行注射，暫時產生麻痺作用，等待其自然治癒。因此這絕非根本的解決之道。

藥分為兩大類：「酸性」與「鹼性」。

酸性的藥是「止水，使其凝固」的類別（鼻炎藥、抗癌藥等）。

鹼性的藥則是「擠出水」的類型（抗生素等）。

胃藥是鹼性的藥。而且簡單來說，「鹼性的藥」就等同於「鹽」。

如同滲透壓的原理一樣，在胃壁上塗鹽，讓水滲出，變薄又脆弱的胃壁便會失去能量，無法製造熱。

如此一來，「無法發熱」→「無法造血」→「接近貧血」→「治療腫脹處」→「治療症狀」……這就是之前說的，胃藥會「如同冷卻胃般，使其麻痺」。

或許已經有人注意到了，減少飲食量也有類似於吃胃藥的作用。**「離不開胃藥」的**

人，只要控制進入胃的食物量，就能過著與胃藥無緣的生活。

已經切除的癌細胞為何會「轉移」？

據說現在的罹癌比例是「兩人中就有一人會罹癌」。

與其他疾病最大的不同點在於，癌症有著會轉移至全身的性質。常有「結束癌症的標準治療後，邊觀察身體狀況邊小心翼翼生活的人」來找我諮詢。

對話中，我很驚訝自己與患者間的認知竟有那麼大的鴻溝。

許多人會固執地認為，癌症再發的原因是「癌細胞從原發病灶順著血液擴散到身體各處」。

或許這是患者從醫師或醫療從業人士口中所聽來的，又或是接收到媒體報導等資訊來源。

然而，這當中有著很大的謬誤。

話說回來，大家有想過癌症為什麼會出現嗎？

癌症的種類非常多，但在某種意義上，要說半數以上都來自「胃水腫」也不為過。

因「喝多」「吃多」而導致胃水腫，並且擴散到全身，擴散到的地方會引起機能不全或不適，嚴重時就會「罹癌」。

因此要避免讓胃過度工作、發熱，也就是不要持續幫「鍋子」加火，過度燃燒會導致溢出無法收拾的危機。

◉不消除最根本的原因，會一直「沒完沒了」

依據脈絡思考之後，大家應該會對「轉移」一詞產生很大的問號。

在日本一般醫院中，在最初癌症發生（進行「癌症治療」）後、再次發現癌症時，一定會用「轉移」這個詞來向病患說明。

可是，那並非是指「病灶的癌細胞擴散到其他部位」。

就算暫時排除「出現症狀的部位」，由於病因原本就來自其他地方，因此會再次尋找「其他出口」引發症狀。

換作本書的觀點就是，**如果不消除根本原因的「胃水腫」，胃裡的水腫（水蒸氣・**

溼熱）會沿著經絡發散到全身，導致癌症復發等症狀。

「胃水腫」上行時，可能形成乳癌、肺癌、甲狀腺癌、淋巴癌，下行則可能形成消化道或生殖器官的癌症……

預防「復發」的最好辦法，首先就是解決最根本的原因。就像打開水龍頭一段時間，水會滿出來呈淹水狀態，在使用毛巾擦拭前，優先要做的就是關緊水龍頭。

父親癌症復發卻不「治療」

所謂「醫師的家人不養生」，說來慚愧，未與我同住的父親罹患了癌症。

五年前，也就是父親七十四歲時罹患了胃癌。我當時因為某些原因未能得知此事，直到父親動「胃癌切除手術」前幾天才接到通知，於手術當天早上趕赴病房。

也因此，我終於能和父親敞開心胸談話。在病房中，我幫父親做了望診、脈診，並從中醫學的觀點給他建議。

那時我的診斷是，父親的癌症應是「不動手術也無妨」的狀態。但是他本人對手術抱有很大的期待。

我心想：「如果動手術能消除父親的不安也好，就不需要在當天才拒絕手術，也不會因此造成許多人的麻煩。」所以就不再多說什麼。

那之後過了幾年，父親癌症復發，部位是肝臟。一般來說，這種狀況會被視為「之前的胃癌手術沒清除乾淨而轉移」。

但我則認為有其他的原因。父親從以前就很喜歡吃水果，愛吃水果到連周遭的人看了都會很驚訝。

「長年來大量攝取水果，因水分攝取過多而導致胃水腫、罹患胃癌，之後雖進行了胃癌手術，卻未改變生活習慣，再度產生水腫，水分從胃下行到肝臟，形成積水，因而罹癌。」

——這是我的見解。

說起來，父親一開始並不贊成我選擇學中醫。這件事成為我們之間的心結，兩人彼此長年疏遠。

直到父親癌症復發，有中醫知識的我自然地成為了父親專屬的「醫師」和「營養管理師」，為父親的生活習慣給予各種建議。

◉帶著癌細胞跑完全馬

父親罹患肝癌時甚至曾被宣告來日無多，然而如今已經經過兩年以上，他仍享受著感興趣的馬拉松，開朗又精神地生活著。

不僅在接近八十歲的年紀跑完全馬，還被電視節目和報紙報導成邊對抗疾病邊持續奔跑的「超級阿公」。

在那期間，他幾乎沒有進行使用抗癌藥物的「癌症治療」，而是由我在旁邊觀察他的身體狀況，同時為他進行中醫的施術及開立中藥處方。

說起這件事時，也有人相當欽佩：「今中醫師的父親很了不起地和癌症共生呢。」但這完全不是什麼佳話，父親就是一名「罹癌者」罷了。

現在，父親最愛吃的水果攝取量已經「幾乎是零」（只偶爾吃幾口當令水果）。

他也戒掉了運動員常見的「運動時喝太多水」或「攝取過多蛋白粉」（市售蛋白粉很多都有糖分過多的問題，容易積存在身體中。雖然可以透過運動排汗，整體來說缺點還是比較多）等問題。

其實他也曾經嘗試抗癌藥物治療，但後來覺得「癌腫瘤並沒有變小，而且身體並沒有感覺比較好」，所以就放棄了。

「畢竟是自己的身體，必要時再求助於西方醫學吧。」他改變了心態，給予我很大的鼓勵。

當你從「希望在醫院受照護」的心態轉變為「享受自我照護」的心態，就能變得更堅強。

重要的是，能往下深掘出多接近本質的原因

想治好不適症狀或疾病時、想改善身心各種問題時，又或是想斷絕「喝太多」「吃太多」等「壞習慣」時，**不論是靠自己努力，還是藉助於某人的力量，關鍵都在於「能**

往下深掘出多接近本質的原因」。

因身體持續不適疑似「胃水腫」時，就要節制自己「喝太多」或「吃太多」。雖然腦中想著「不要再暴飲暴食了」，做起來卻沒那麼簡單。舉我身旁的例子來說，很多人都下定決心「減肥」，卻缺乏毅力，或者即使堅持下去了還是復胖。不管是誦經般唸著「不要再暴飲暴食了」，或是請旁人提醒自己，只要無法從根本改善或消除「暴飲暴食的原因」，什麼也不會改變。

以「暴飲暴食的原因」來說，經常是職場環境或人際關係所造成的「壓力」。或許這麼說很殘酷，但要是找不到順利阻斷、閃避這些壓力的方法，就難以從「暴飲暴食」中「畢業」。

因此，當我接到「為什麼無法停止暴飲暴食呢？」這樣的諮商，我首先會和諮商者一起尋找原因。

過於嚴苛的勞動環境、逃不開的人際關係、異常辛苦的育兒或照護，一旦身陷這些

狀況，身心會在無意識中受到侵蝕，這樣的例子比比皆是。而我會陪伴他們一起找出、消除更深層的原因。

◉褒獎「自己現在的身體」

重要的是，察覺到現在「努力著的自己」，並褒獎自己，然後接受真實的自己。

不要沒來由地認為「暴飲暴食不好」，由此來定自己的罪。不要責備不經意吃太多、喝太多的自己。

「處在現在這種狀況，吃太多是理所當然的。」

「在這種不得不吃太多的處境還真是辛苦啊。」

像這樣敞開心胸思考，肯定自我。

即便做錯了，也不要否定自己。就算給出否定的答案，也不會有任何人獲得幸福。

不妨保持肯定自我的心態，訂出具體改變飲食的方案。

參考第3章介紹的飲食法，就算暴飲暴食，也能一步步遠離水腫和肥胖。

患者前來諮詢時，我也會針對食材或飲食方式給出建議。

這才是「治理」身體的觀念。

即使吃多了，也不要一味自責：「因為我的意志薄弱，才會吃太多。」

另一方面，討厭自己暴飲暴食變胖，因此服用「抑制食欲的藥物」、做「抽脂」手術等，這些行為完全說不上「治理」。這些方法都是借助外部事物的力量，而非從本質上去解決。

最重要的是，保有持續問自己「為什麼」的心態。「為什麼吃太多呢？」「為什麼減肥無法持續下去呢？」像這樣不斷問自己「為什麼」，憑藉自己的力量來改變自己的身體。

只要轉換成「往下深掘思考法」，就能輕鬆擁有「從心所欲、健康而自由的生活方式」。

這才是「治理」身體的最終目標。

消除「胃水腫」，思考會變得清晰

「胃」中有個「田」。

這在中醫學的觀念中非常重要。

誠如第1章提到的，在中國，「田」不只用來種稻，還因為能收穫許多農作物而備受重視。

那麼，大家還知道哪些有「田」這個部首的字嗎？

「佃」「鴫」「畦」「略」「累」「毘」……可以聯想到許多字，其中最令人熟悉的就是「思」了，這是我在小學二年級時學到的非常基本的字。

「思」其實和「胃」是「兄弟關係」。這兩個字在漢字中可說是對應的存在。

自古以來，中國將「胃」與「思」的關係做出了如下的說明：

消除了「胃」的水腫，「思考」起來就容易許多（頭腦清明，能專心思考）。

反過來說，一旦胃「水腫」了，就不易「思考」（思考變得散漫，無法專注）。

也就是說，身體中的「胃」與「思考」行為有密切的連動，一方出了狀況，就會大大影響另一方。這樣的關係絕非只有單方面，而是雙向回饋的機制。

「胃」淹水成了「水田」，「思考」就會變得困難。

因此，**「思考」不暢的人，大多都有胃水腫的問題**。

若能治好「有水腫的胃」，「思考」會變得更清晰，走上更豐足、有效率的人生。

「思考的水腫」就是「胃水腫」——請大家務必記住這層關係。

「能治好病的人」與「治不好病的人」的決定性差異

截至目前為止，我接觸過許多罹患各種疾病與不適症狀的人。

有的是經由家人或朋友介紹前來諮詢，也有透過網路搜尋、口耳相傳而來的，還有聽過我演講後，積極尋求我幫助的。

幾乎每一個人都希望身為中醫師的我給出「治病的建議」，此時我會在掌握對方的所有資訊之後，認真給予建言。

但在我仔細觀察之後，只能遺憾地指出：「其中所有為疾病所苦的人，都看不出有好轉的傾向。」

直截了當地說，「能治好病的人」與「治不好病的人」有很大的差異。

歲數愈大的患者，愈容易在醫院聽到「這種病治不好」「請一輩子都和這症狀相處吧」這些話。聽到醫師這麼宣告時，內心一定會湧現放棄的念頭：

A「上了年紀，得一、兩種病也是理所當然的吧。」

B「就算是名醫，也不可能追根究柢地追問他生病的原因吧？」

C「這種病發展到『已經太遲了』的地步，應該就治不好了。」

D「也是有現代醫學治不好的疾病，如果醫學再更進步一點……」

就中醫學來說，這些想法「全都是誤解」。

只要確實掌握自己的身體狀況，好好維持、管理，就算上了年紀，也能遠離疾病（A）。

即便生病了，也一定能找出原因，進行治療（B）。

而且更重要的是，「接受治療」這種被動式想法是現代人最大的謬誤（C、D）。

由此可知，「能治好病的人」與「治不好病的人」的決定性差異在於：

後者只抱著靠自己以外的力量來「接受治療」這種消極的態度。

「只要定期進行高價的健康檢查，就能早期發現疾病」「名醫會幫我治好病」「用藥物就能抑制不舒服的症狀」……

然而**追根究柢，所謂疾病正是由「想治好病」與「不想治好病」這兩種態度來決定的。**

不要一味想著「請幫我治病」，而任由手放開方向盤。請試著擁有主動「想治好病」、了解「治療方式」，隨時留意改善生活習慣的態度。如此一來，身體的疾病與不適一定會朝著改善的道路前進。

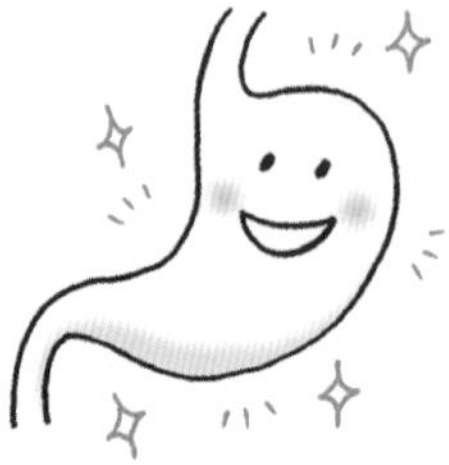

後記

為了到一百歲都能過著「面帶笑容且隨心所欲的人生」

我是中醫師，但在日本卻不被認可為醫師，這是我的現狀。不過最近，我突破了這道牆，透過演講和講座，積極向西方醫學的醫師、護理師等醫療從業人員，以及醫學院學生推廣相關資訊。

這是為什麼呢——關於這個理由，請讓我在這本書的最後和大家分享。

我成為中醫師時，受限於日本的醫療「不是自己的主戰場」。

「站在一般醫師的立場，看見中醫師進出醫院大概不會是一件令人高興的事吧。」

這麼一想，我就決定只在中醫學的範疇中接觸患者、進行活動。

我學生時代母親就過世了，所以我並非對日本的醫療、醫院系統不感興趣，反而在年輕時，感興趣的程度可能比同齡人還強上一倍。

歷經迂迴波折，我最終抵達的是中醫學的世界，而我也確定了這個想法：「西方醫學在時下十分不合時宜。」

讓我毫無準備就一頭栽入醫療現場的契機是妻子的母親——岳母的身體出現了異常。岳母沒有和我們同住，有一天突然倒下被送至醫院，到院後處於意識不明的狀態。

「我必須做點什麼才行，否則我不曉得自己到底是為了什麼去學習中醫學。」

我這麼想著，隨即排開工作行程，趕往醫院。

岳母的主治醫師只是不斷重複說著三句話：「原因不明」「無計可施」「要轉院到大醫院去」。於是我表明身分要求道：「我是一名中醫師，想了解更多岳母的治療方式。」並獲得了主治醫師的許可。

後來我查明岳母的病因是「常用藥的副作用」，並向主治醫師提出好幾項治療建議。終於，岳母在主治醫師眼前清醒過來，大家都感到很驚訝，並對我表達感謝。

「如果活用中醫學能獲得如此令人驚喜的結果，我是否應該用在更多患者身上呢？」

坦白說，我當時就是這麼想的。而且我認為，將自己在中國辛苦學習的中醫學用來幫助自己的同胞，就是對亡母所盡的最大孝行。

現代社會中，「中醫學」蘊藏的可能性

母親去世時，我還只是個學生，對醫學「一無所知」，只感受到無限的悲傷。

但在成為中醫師之後，每每回想起母親臨終時的情景，就不禁湧現對母親入院時院方應對方式的質疑和憤怒。

「現在想來，當時應該還有其他的治療方式。若真是如此，或許醫院才是造成母親死亡的真正原因。」

我在回憶中陷入苦惱，但在岳母恢復意識後有了轉變。

「無論如何，母親已經離世了。身為中醫師的我若能幫助更多人，或許能讓天國的母親更開心，而這也可以說是晚了一步的孝道吧。」

「成為中醫與西醫的橋梁……」這麼說似乎有點自以為是，但只要能幫助到任何一個人，我都會抱著期待積極行動。

今後日本將逐漸走上超高齡化社會的道路。

只靠以往醫療系統中的主力西醫，醫療保險制度勢必會走向崩壞，現場工作人員也將疲憊不堪，還會有許許多多憂心求助無門的患者們。我相信，在這之中一定有中醫可以做出貢獻之處。

正因這個時代「長壽＝幸福」，才更要重視的事

在日本，超過一百歲的老年人口有向上攀升的趨勢，如今統計上已經來到六萬九千七百八十五人（二〇一八年九月十五日，住民基本台帳）。

此外，日本人的平均壽命是男性八十一．〇九歲，女性是八十七．二六歲（二〇一七年，簡易生命表）。換言之，現代人要活到一百歲或九十、八十幾歲也不是很稀奇。

世界級暢銷書《百歲人生：長壽時代的生活和工作》（*The 100-Year Life*）中也指出：「二〇〇七年生的日本人當中，大約有一半能活到一百零七歲。」

當然，不論多「長壽」，如果都處在臥床不起、需要照護的狀態，在生命的意義上能說是「幸福」嗎？這點實在令人懷疑。

做想做的事、去想去的地方、見想見的人，可能的話，吃想吃的東西。這才是最自然且活得像人的活法。

直到一百歲都能面帶笑容地做想做的事，為了打造出這樣的身體，只有一個原則希望大家能夠遵守。

這項規則就是「**心靈用加法思考，身體用減法思考**」。

現代社會充斥著過量的事物。處在前所未有的飽食時代，想吃多少美食都吃得到。要說是「一億*總美食時代」也不為過。然而不管是喝太多還是吃太多的人，都容易招致身心上的不適。

像是肥胖、生活習慣病和癌症。

接下來，人們便會為了逃離疾病而借助醫療之力。

註：指日本總人口數，有社會上所有人的意思。

這麼一來，很不可思議地，原本是以「加法思考」而刻意採取的健康習慣或治療方式，別說起作用了，反而會造成危害。而對於那些對抗疾病的人來說，他們的人生腳步也會愈來愈沉重。

聆聽自己的「心聲」

不過，請別忘了。

只要在飲食上採取「減法思考」，就能大幅減少日後接受醫療照護的機率，同時也提高了隨心所欲從事自己喜歡的事，而且身邊有喜歡的人陪伴的可能性。

如此一來，就能讓內心處在光明且自然想哼歌的正向狀態。

要怎麼做，才能經常保持想哼歌的好心情呢？

一言以蔽之，就是經常聆聽「心靈的聲音」與「身體的聲音」，並盡可能滿足兩者。

因此，只要不給周遭的人添麻煩，就算做出與「社會正確解答」相反的行動也無妨。

若是收到了來自身體的訊息：「今天不想吃東西」，就算「到了吃飯時間」，也不一定要準時吃三餐。

當內心興奮地想著：「雖然很晚了，但還想再多讀一下這本書！」也不一定要遵循「晚上十點到隔天凌晨兩點是分泌成長荷爾蒙的時間！」這類人云亦云的知識，明明不想睡還硬是在晚上十點就寢。

哪怕多一個人也好，我希望大家都能更長時間保持著「哼歌」的愉悅心情，也擁有健康自由的人生，能夠隨心所欲做自己想做的事。

這本書是通往這種人生的一道入口，書中所說的一切，即使只對一個人有所幫助，對於身為作者的我來說，都是無上的喜悅。

今中健二

國家圖書館出版品預行編目資料

終結胃水腫：少喝水,救健康 / 今中健二作；楊鈺儀譯. -- 初版.-- 新北市：世茂出版有限公司，2021.11
面；　公分. --（生活健康；B495）
譯自：「胃のむくみ」をとると健康になる
ISBN 978-986-5408-66-4（平裝）

1. 胃疾病　2. 健康法

415.52　　110015499

生活健康 B495

終結胃水腫：少喝水，救健康

作　　者／今中健二
譯　　者／楊鈺儀
總　　編／簡玉芬
責任編輯／陳美靜
協力編輯／周奕君
封面設計／林芷伊
出 版 者／世茂出版有限公司
地　　址／（231）新北市新店區民生路 19 號 5 樓
電　　話／（02）2218-3277
傳　　真／（02）2218-3239（訂書專線）
劃撥帳號／ 19911841
戶　　名／世茂出版有限公司　單次郵購總金額未滿 500 元（含），請加 60 元掛號費
世茂網站／ www.coolbooks.com.tw
排版製版／辰皓國際出版製作有限公司
印　　刷／傳興彩色印刷有限公司
初版一刷／ 2021 年 11 月
I S B N ／ 978-986-5408-66-4

定　　價／ 320 元